AQUARIUS

AQUARIUS

AQUARIUS

AQUARIUS

Vision

一些人物，
一些視野，
一些觀點，
與一個全新的遠景！

我的強迫症

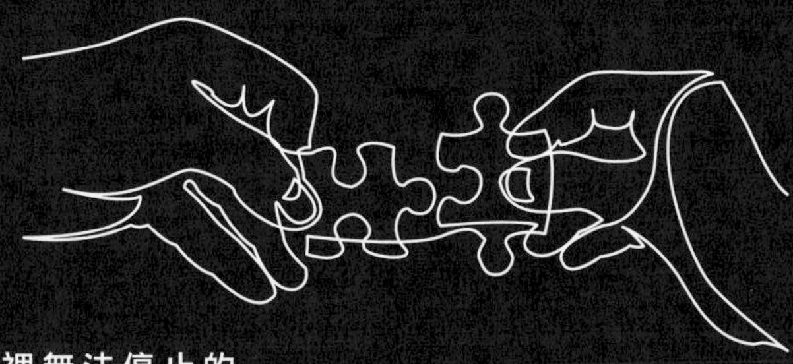

腦海裡無法停止的
執著與威脅，排山倒海

陳俞蒨｜著

【推薦序】

雖然怪，但我們想要活得自在

◎**王意中**（王意中心理治療所所長；臨床心理師）

如果你問我，這一生中，自己最接近哪一類精神疾病。悄悄告訴你：強迫症（OCD，Obsessive Compulsive Disorder），我曾經一腳跨了進去。雖然，我不太向旁人提及過往這相伴多年的折磨與痛苦。

強迫症是一種極度焦慮的疾患，當事人總是受苦於自己無法控制的強迫思考與強迫行為。

這些非理性的想法，總是衝動地不請自來，擾亂了思緒，卻擋也擋不住。自己雖然很理性地知道，這些強迫念頭其實是不存在的、不合理的，但卻又莫可奈何！只能任由強迫思考摧殘，喚起自己的極度焦慮，讓生活、學習、工作、感情、人際關係等停擺。

不能說的祕密，隱藏在年少的心裡。殘忍的是，對於心智正在發展的孩子來說，在有限的生命經驗中，卻得遭逢如同在煉獄般的焦慮，很是痛苦，很是煎熬。

對於這些強迫思考，無論是過往的自己，或是正面臨強迫症困擾的孩子們，內心總是充滿著矛盾。

想說又不知道該向誰說，不知道如何說，不知道說什麼。又怕說了之後，聽者的反應是嗤之以鼻、不以為然，或認為我自己沒事找事做，想太多了。

由於強迫思考的內容往往與現實差距很大，當事人很怕這些想法被他人知道，也很難將這些怪異的想法向其他人解釋，更別期待能夠獲得別人的諒解。

以我自己來說，我曾經無法抵擋這些暗黑的強迫思考。無論是太過於道德化的要求，或是與性有關的連結，或擔心犯了法律上無法接受的錯誤，或出現莫名想害了誰的念頭。

請允許我無法在這篇文章裡，將曾經彈跳出來的不合理思考列舉出來。對我來說，仍然無法那麼勇敢且坦誠地表露、公諸出來。

這一點，也是我在閱讀陳俞蒨《我的強迫症：腦海裡無法停止的執著與威脅，排山倒海》這本作品中，非常佩服、欣賞，且心疼作者的勇氣以及面對那生命中的脆弱。同時，也看見一位女孩想要突破生命中的困頓，破繭而出，令人動容的生命力。

在心理諮商與治療過程中，當兒童、青少年們願意將自己內在的不合理想法，向心理師坦誠地說出，這時已經反映了孩子正往好的改變跨了一大步。

這當中，反映了孩子對聽者的信任，以及他想要擺脫強迫思考的強烈動力。更重要的是，許多孩子們已經受不了那份壓抑的煎熬。

你會是那一位可以聆聽孩子內心想法的聽眾嗎？

由於強迫思考總是喚來高度的焦慮，為了緩和這些焦慮，當事人隨後伴隨了強迫行為，將注意力轉移到這些行為上，而讓自己獲得短暫的心情平穩。

但事與願違，因強迫行為耗費了當事人的許多時間、心思與心力，耽擱了、延誤了當下正在做的事；或自己的強迫行為讓他人感到怪異，為之側目。這些重複的強迫行為，自己只能極盡地隱藏，而讓自己倍感壓力。

當壓力浮現了，這時強迫思考又衝動地，如海浪般不請自來，極度焦慮又再度被喚起。這時，當事人就像面對無盡迴圈般，遭受強迫思考與強迫行為反覆地惡性循環，最後給困住了。

每回在心理治療所或校園輔導諮商中，接觸深受強迫症困擾的兒童、青少年，往往一次又一次地，勾起了自己過往那無人知曉的焦慮夢魘。同時也心疼這些孩子，長期以來得獨自面對生命中的焦慮折磨。

每個人的強迫思考及強迫行為不盡相同，但焦慮指數卻是相似的高。例如自己過往不時檢查再檢查，核對又核對。有時瓦斯關上了，自己又不時地再確認，一次又一次。深怕自己遺漏了一次，而產生無法想像的瓦斯氣爆，傷害了身旁的人。

或不允許自己有任何的塗改、擦拭的錯誤與瑕疵。只要一有錯，整張紙就是撕掉，再重來一次。任何寫字的字跡底下，一定得擺一把尺，每個字的底部都得要維持在一條水平線上。否則如鯁在喉，渾身不對勁。

或如同在演講當中，總是得要說好說滿，準時開始，準時結束。當中，如果提早幾分鐘下課，或主辦單位晚了一些時間開始，自己就會產生極度的不安與焦慮。心中盡是浮現了不合理的想法，認為自己占了便宜，偷了時間，讓所獲取的鐘點費有了瑕疵。而道德感作祟，深感焦慮，疲憊不堪。

閱讀到此，你可能發現我的矛盾。前面提及不想列舉，說出自己的強迫思考，此刻卻又點出自己曾經有的不合理的念頭。就是這種不敢說、卻又想要說，痛恨壓抑、又顧慮說出，反反覆覆地在強迫症患者的內心裡掙扎著。

閱讀《我的強迫症：腦海裡無法停止的執著與威脅，排山倒海》，提醒著我們眼前的女孩與男孩，依然是一個獨立的生命個體，強迫症不是他們的全部。但強迫症需要被瞭解，需要被合理地對待。

當我們一般人遇上強迫症患者，是否會有一種面對「怪胎」（這也是一部描述強迫症的電影名稱）的感受？無論是隱藏的怪或外顯的怪。只是，強迫症患者所最期待的是能夠遇見「懂我」的那個人。

與其我們將注意力聚焦在患者古怪的強迫思考與強迫行為，倒不如好好地想想這些思考與行為底下，所要傳達的訊息與意義。這關係到真正的瞭解，如果你願意的話。

透過這本書，也讓我們有機會拋開「怪胎」這兩個字。透過作者的一字一句，試著細膩地感受，每個在生命中，曾經或正在經歷這不為人知的焦慮煎熬。

我們都很努力了，很努力地想要讓自己適應這個社會。而你我的友善與接納，將讓這些努力為強迫症患者帶來生命中，更為豐盛的果實。有朝一日，擺脫強迫症，讓心靈更加自由自在。

【推薦序】

一個醫生說可以當總統，卻在死亡中活著的女孩

◎**蔡淇華**（作家；台中市立惠文高中圖書館主任）

「女孩聽到這話，頓了一下，隨即又傻笑地歪愣著頭，蹦蹦跳跳地走出教室，朝廁所方向走去。
在那短暫的路程中，女孩雖然往前走，但又時不時地往回踏一步；往前走、往回踏、再往前走……像是個小小的踢踏舞者，重複著自己的步伐，完美地核對拍子。」

看完這段文字，大部分讀者可能會以為這是一個唯美的少女輕小說。但很殘忍的，事實卻完全相反。這是一個八歲的小女

孩，第一次驚覺自己行為的異常，因為她的心裡不停歇地播放一個聲音：「走回去，不然我就殺掉他們。」

那是她自己的聲音，但她卻沒辦法讓那個聲音消失。要很久很久之後，她才知道，那叫「強迫症」，此後經年，都必須與之共生，甚至考慮與之共滅。

是的，痛苦不堪的女孩曾經威脅強迫症：「我要從窗戶跳下去。」

就醫後，醫生感受到女孩強大的內在，說她可以當總統。但在深夜裡，女孩也曾打開電腦，緩緩打上這些文字：「我已經無能為力了。我撐不下去了，我想要離開了。」

還好，女孩活了下來，而且在高二那年，走進我的辦公室。

在〈多重修復，挽救一線生機〉（上）這一章裡，她如是記載我們「差點錯過」的相遇：

他們是如此的開朗和溫暖，是如此的關心著我。……
而其中還有一個人，是我的貴人。他是指導我寫作的蔡淇華主任。

還記得當時，我正為投稿文學獎的主題苦惱，而剎那間，強迫症的病狀又開始作亂，但就是那樣的焦慮，卻成為我靈感的關鍵，因此我忽然有個想法：「主任是一個那麼愛寫作的人，一定也喜歡聽故事，也許在聽到我的故事後，能給予我一些意見吧？」

果不其然，在我與他談的時候，強迫症經歷只講到第三句，我就發現他的眼神在發光，跟那時醫院的醫師一樣，是充滿希望與驚喜的目光。

他明明什麼都還沒說，卻也什麼都說了。

也是在那一刻我知道，也許我真的找到自己適合的題材了，而那個題材，正是困擾我心中許久的夢魘──「強迫症」。

可隨即……

「又來了。那種感覺，又來了。」面對主任期待的眼神，我卻只能強裝鎮定的，回以一個禮貌的微笑。

我心裡，好慌。

……

沉默了片刻，我終於開口。我對主任說：

「謝謝您，我回去會再想想的。」說完，禮貌地點頭示意後，我仍舊盡力保持微笑，轉身走出辦公室。

讀到這一段，我心中都暗叫「好險」。還好女孩終於卸下心防，說出自己的故事，最後才有可能發生得獎、開專欄，甚至實現被出版社看見而出書的夢想。

可是，你知道嗎？要女孩說出她自己最獨特的不堪，有多難嗎？

女孩發現，強迫症隨著年齡增長，年復一年地更嚴重時，她學會了逃避。

一個夏日的夜晚，她腦中那道無理的聲音，從她口中說出：「我恨爺爺。」

縱使她明白，這並不是出自於她的內心，她還是對自己的行為感到無比愧疚。

然而，口舌之刀，已經割傷親人。直到爺爺知道她有強迫症之後，才釋懷了。女孩在書中寫下：

他們釋懷的那一刻，我也釋懷了。

而女孩的國中導師，在女孩輕輕地在聯絡簿上面寫下小小的三個字——OCD（強迫症的英文縮寫）後，還不理解她想傳出的求救信號。女孩好希望有更多人能了解強迫症。

其實，我一直都知道答案。我只是想要有一個人來告訴我：「你這樣做，沒有錯。你很棒。」好讓我能堅信自己一些，也試著相信別人一些。但現在看來，那個我憧憬的人，是我自己。
在思考了許久之後，我決定再給自己一次機會，我將希望放在班導身上。

導師終於知道女孩的辛苦後，如此回應她：「你應該早點告訴我的。你知道嗎？你就像是我的女兒一樣。老師很難過，一直都沒看出來……」

女孩形容聽到導師的話後，那種感覺：

緩緩地，如一道暖流般的聲音流淌入心中。我知道，老師想懂我，也想幫助我。
這是第一次，僅僅一句話，就療癒了我的疤。

那種感覺很奇妙，像是悠躺在水中，靜靜地感受每一刻陽光一樣。

好溫暖的形容，如果我們能更了解強迫症，就更能夠幫助那些與OCD孤軍奮戰的孩子。讀完這本書後，當你看見有人連續打了七七四十九次噴嚏時，不會再異眼相視，因為他的心底可能正有一個聲音在威脅他：「你不打的話，你在乎的人，都會因為你死掉。」所以為了愛，他會不斷地洗手，不斷地擦掉剛寫好的字。如果不夠理解，就有可能發生女孩遇到的悲劇：

「說吧，你為什麼寫那麼慢？」

「……」我低著頭，默默的看著桌面不語。

「為什麼不說話？是因為在學正確的握筆方式，才寫那麼慢嗎？」

……

可突然……「咻！」一聲巨響，伴隨著如雷擊般的疼痛襲來，我背上每一條筋脈都能感受到被藤條鞭打的灼熱。

我顫抖，微微打了哆嗦，眼淚流了下來。

是她，是我敬愛的老師，打了我……

為了不讓這樣的悲劇再度發生，女孩決定提起勇氣，在十八歲時，出版一本書，對這個世界分享她藏在心底良久的私密。包括她面對學長告白後，決定對他說出自己的不同。

接到訊息後，學長會離開？還是留下繼續陪伴？

書末還有許多知性的說明，讓你了解，強迫症會遺傳嗎？老師如何察覺強迫症孩子所發出的微弱求救訊號？家屬如何陪伴強迫症孩子？還有精神科醫師的Q&A，幫大眾快速理解強迫症。例如：全台灣大約有多少強迫症患者？強迫症有哪幾種類型？我如何判斷自己可能罹患強迫症？強迫症能完全康復嗎？

相信你一定與我一樣好奇。如果想解開這些好奇，甚至幫自己增能，更有能力去陪伴強迫症者，讓他們可以「悠躺在水中，靜靜地感受每一刻陽光」，你就不能錯過這位美麗女孩，陳俞蒨文字生涯的第一本處女作！

目錄

目錄

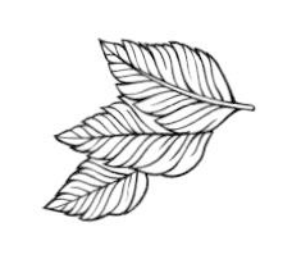

目錄

目錄

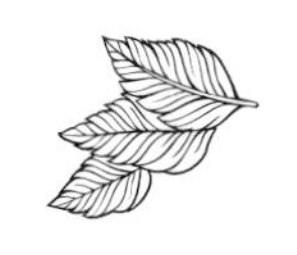

輯三

我的強迫症

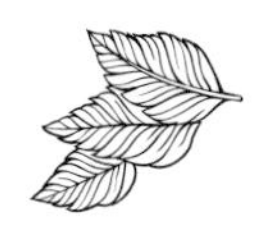

輯一

腦中有個聲音對我說：「你在乎的人，都會因為你死掉。」

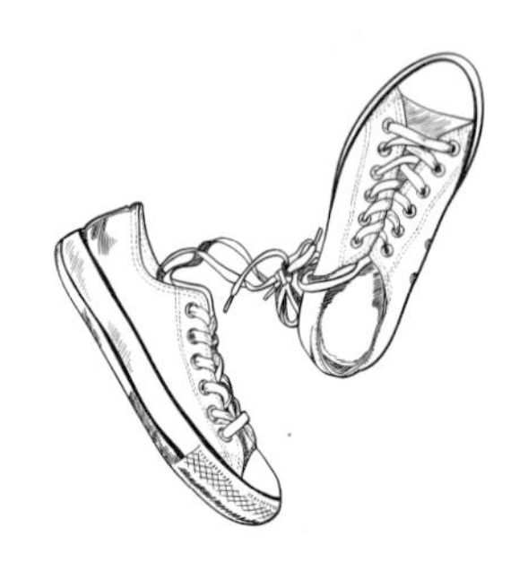

初次見面，心魔

「走回去，不然我就殺掉他們。」

早晨，教室裡講台上戴著金屬方框眼鏡的老師，正急速地趕著課，可望著底下幾個沉浸在文字酣夢中的孩子，不禁長長地嘆了口氣，隨即撇過頭在黑板上抄寫重點。

這時，一隻細白蒼瘦的小手從人群中伸了出來，小女孩有些畏縮地問：「老師，我可以去廁所嗎？」

「嗯。」老師看也沒看一眼便回。

尋得老師同意後，女孩欣然地小跑步往門外走去，可這時，她突然意識到什麼，猶豫了一下，接著看向手中緊攥著的衛生紙，然後迅速地將它塞到褲子的口袋裡，轉身回去位子上。

「你怎麼那麼快就回來了？」老師疑惑地問。

「我忘記拿衛生紙了……」女孩尷尬地回答。

老師開口，聲音充滿無奈：「你喔，就是冒冒失失，神經還那麼大條！」

女孩聽到這話，頓了一下，隨即又傻笑地歪愣著頭，蹦蹦跳跳地走出教室，朝廁所方向走去。

在那短暫的路程中，女孩雖然往前走，但又時不時地往回踏一步；往前走、往回踏、再往前走……像是個小小的踢踏舞者，重複著自己的步伐，完美地核對拍子。

陽光輕灑在微棕髮絲上，隨著踏步略微浮動，看起來是那樣的，唯美。

＊＊＊

也許在別人看來，女孩只是想拖延回去上課的時間，但誰也不知道，在她那雙瞳眸中，恐懼把瞳孔漆上多麼明亮的黑色，明亮到，絕望被反射得如此耀眼。

「走回去，不然我就殺掉他們。」一道再熟悉不過的聲音，在女孩心裡不停歇地播放。

那是她自己的聲音。

「可是……為什麼？為什麼我明明沒有說話，明明不想那樣做，卻還是沒辦法控制那個聲音讓它消失？」女孩望向不遠處洗手台上的鏡子，小小聲地問。

恐懼、顫抖、百思不解的雜亂思想在此刻衝撞在一起，但即便是這樣，女孩依舊來來回回不斷踏著步，盡可能地保持沉著的步伐，朝廁所前進。

＊＊＊

上述故事裡，那個備受威脅的女孩，就是我。

「其實我很害怕，害怕如果真的發生了什麼事，一定是因為自己沒好好聽話，沒有去做重複的事才導致的。

「我害怕我在乎的人真的因為我的不妥協而受傷，所以我只能不停地重複，不停地用弱不禁風的力量去反駁，可結果，卻是得到心力交瘁的折磨與不安。

「用假笑來面對別人，用傻笑來化解氣氛，用重複來解決掉恐懼。其實我不期待，不期待那假裝沉著或安然無恙的專業反應能得到喝采，我只是卑微地希望：那個聲音能夠消失而已……」

記得第一次意識到自己和其他人的不同，是在國小二年級時。

我看著我已經關上的門，卻無法阻止自己再去重複地開門、關門、開門、關門……又或者已經洗好的手，卻還要再洗上三遍，我才能勉強離開。

但我真正開始正視問題，是我在學校廁所的隔間裡，靜靜看著眼前那扇門沉思時。因為在幾秒前，我才好不容易結束無止境地重複開、關門的動作，當時明明自己已經覺得很疲乏，身體卻好像被操控著。

那時，我深刻感受到自己最近的反常，不僅常跟內心起衝突，反駁自己的話，還變得很容易生氣和煩躁，對很多事都沒有耐心，更時常無法控制自己做該做的事，而是重複去做已經完成的事情，只為消除那些莫名的恐懼與罪惡感。

不過，面對這樣的窘境，我默默地安慰自己，或許是因為季節更換，所以腦袋瓜出了點障礙轉不過來，待時間久了，就會好了等等。

可這樣的威脅並沒有因為我的自我安慰而消失，反而變本加厲地指使我去做更多我不想做的事，且出現的機率更加頻繁，導致我無時無刻都得跟自己「自言自語」。

起初，我還能假裝沒聽到，不把它放在心上。嘗試用抹去記憶的方式來化解這個聲音，可後來我發現它愈發地占據我的心裡，像是觸碰到了什麼機關，它不斷出聲，但我卻找不到關掉它的按鍵一樣。

爾後，我便活在這樣的夢魘之下，久久不能解脫。

隨著時間的過去，我才發現：冬季已經過了一半，但我還是未見好轉。

我緊抓著腦袋，努力地想找出原因，卻是一丁點的頭緒也沒有。

因為這心魔是有一天悄然出現，又隨即消失，淺到一開始我根本毫無危機意識，我不知曉它的侵入，畢竟人一天的想法有幾千個，要去留意一個微不足道的訊息，實在太難了。

但等到我發現自己慢慢地聽從它的話，也漸漸沒有反抗的力量時，我才真正感受到：「來不及了，像深陷泥沼之中，我想逃，也逃不掉。」

＊＊＊

其實在小學二年級的年紀，遇到這種事情，理應去求救，可我沒有，我對誰都沒說。

因為我害怕說出來，輕則被當成怪人，重則被送進醫院或實驗室研究，從此再也無法過上正常人的生活。

而且，如果我告訴我的家人或朋友，在我內心裡有人不停地詛咒他們死去或褻瀆神明，他們會做何感想？是痛罵我一頓，還是笑著跟我說「別鬧了」？

當時，我只知道我想救我所愛的人，不想因為我不去重複行為而造成他們有一方死去或受傷。

因為如果真的發生了，我鐵定會非常自責和愧疚，會想著：「明明當時去做就不會有這種事了，為什麼我不做？都是因為我……」

所以，即便知道那樣不對，我仍舊選擇相信那個心魔的話，也因為自己的一再縱容，讓那道心魔茁壯成長，吞噬掉愈來愈多的自我。

我好像迷失了。

有時候，我不知道在講話的是我，還是那個心魔。

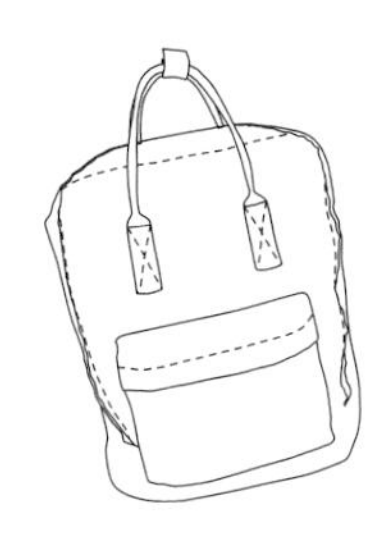

藤條的痛，深深烙印在心上

我比誰都懦弱，也比誰都還要勇敢。

國小三年級時，發生了一件足足成為我心裡陰影許久許久的事。

清晨的煦光搭著暖陽輕灑下來，我微微地睜開眼，享受還未到要被叫醒的時光。這片刻的寧靜，是讓我一天好心情的開始，也是暴風雨前的，祥和。

仍舊到了要去學校的時候，我拖著有些慵懶的身子，緩慢地走到廁所前，重複著關門、開門、關門……一切的一切都是那麼輕巧和溫柔的掙扎，因我深怕一不小心，就會被不遠處的姑姑發現。

終於在家人的催促下，我勉強地完成所有的重複動作，接著三步往前，又後退兩步、三步往前，又後退兩步地跑下樓搭車前往學校。

一路上，我艱難地跟自己對話，但其實我是自問自答，且說的內容都是一些被迫重複、沒有道理的句子。

例如：「打斷哥倫手之心」，每當有類似威脅我的想法出現在腦海時，我就會重複對自己說出這類的組合話語。

這在旁人看來毫無意義。實際上，我也早已忘卻是由哪幾個痛苦回憶組合而成這句話。

只知道說這句話，可以讓我短暫地停止那些威脅我的想法，所以我會一直重複不停地說著，說到時間彷彿流逝得愈加緩慢，慢到徹底地停了下來……

「到了。」隨著機車緩緩停下，爺爺開口。

「喔，喔……喔喔好。」突然從自己的世界被拉回現實，有些受驚。

但我努力地用看似恍神的眼睛，掩飾自己，對爺爺重複回答「喔」這個字。

下車後，我用盡最快的速度，小跑步進教室。但因為我是跑向前幾步，又跑後退幾步，所以不斷地被身後慢步行走的人超越。

不過，我還是很幸運地在時間內抵達，迎接早自習的時光。

熟練的我，拿起聯絡簿，開始抄寫黑板上的注意事項，然後，重寫、塗掉、重寫……宛如生態循環般生生不息。

但突然，我感受到陰沉不安的氣息籠罩在周圍。

我知道，我今天的症狀比平常嚴重。

隨著時間逝去，我越發地慌張，因為大家都已經抄寫好聯絡簿，交上去了，只剩我還沒寫完，但隨著心跳不停加快，「怦……怦……怦怦怦……」我也愈來愈沒辦法控制自己的想法，只能任由它一直操弄著我，我重寫、塗掉、重寫……

在費盡一番心力之後，我看著自己微微顫抖的雙手、與鉛筆墨摩擦的痕跡，戰戰兢兢地把聯絡簿繳交到老師桌上，深怕在忙公務的老師會突然轉過頭來。

「你過來！你為什麼那麼晚交？」

我驚恐地一面緩緩轉過頭，一面祈禱老師不是在對我說話，可仔細一想，在場的學生還有誰比我動作更慢？

知道自己無望後，我索性邁出步伐，朝老師走去。

「快一點，好嗎？你以為自己很大牌嗎？」

艱澀地，每踏出一步對我來說都好痛苦，但我也不知道該怎麼辦。

我不知道我要怎麼樣才能走得更快；我不知道要怎麼樣，才能每件事只做一次就好。

看著老師愈來愈不耐煩的眼神，我真的好痛苦掙扎……

終於走到老師跟前。

尷尬、凍結的氣氛。我只能硬著頭皮，站直身子，等老師開口。

「說吧，你為什麼寫那麼慢？」

「……」我低著頭，默默地看著桌面不語。

「為什麼不說話？是因為在學正確的握筆方式，才寫那麼慢嗎？」

老師之所以會這樣問，是因為她之前發現我的握筆方式錯誤，便送了一枝三角筆給我，希望我能慢慢改過來。

但我心想：「如果我真的用那枝筆抄寫，想必到午休前，我都還寫不完……」

因為要練習把筆拿好，一定寫不快，而寫愈慢，就愈容易要擦掉，這是由於那些奇怪的想法能有更多的空間趁虛而入到我的腦袋裡。

那些到我腦袋裡的想法像是「你如果不重寫，你父母會死，而且就是因為你……」又或在我寫的當下，我的腦海會被迫竄入一些強迫性想法，例如：褻瀆神明，或是性方面的羞恥畫面。

所以事實上，我根本不會因為強迫症而寫字十分工整，反而是因為它，讓我寫的每個字都坑坑疤疤的。

「不……不是。」在思索了一番之後，我還是決定誠實回答。

但卻是迎來了更大的悲劇。

「不是，那是什麼？」

「……」

「你說話啊!!!」

我被嚇到了，但我還是努力地想保護自己，因為我害怕說出實情會被取笑，甚至被以荒謬的說謊不打草稿作結。

畢竟有誰會相信自己會威脅自己？有誰會相信我是因為腦海裡不斷有人對我說「若你不這麼做，你愛的人就會因為你而死去，而你也必須痛苦一輩子」呢？

我依舊安安靜靜地盯著桌面，努力地想讓自己盡快撐過這一切。

可突然……「咻！」一聲巨響，伴隨著如雷擊般的疼痛襲來，我背上每一條筋脈都能感受到被藤條鞭打的灼熱。

我顫抖，微微打了哆嗦，眼淚流了下來。

是她，是我敬愛的老師，打了我……

我發愣地盯著老師憤怒的面孔，緊接著快步轉過身，想離開這個煉獄，僅為保留那些殘破的尊嚴，以及醜陋的事實。

可仍然，那個令我畏懼的聲音又從後方傳過來——「回來！不懂禮貌嗎你？」

我艱澀地停下腳步，一瞬間，各種負面情緒蜂湧而出，但還是敵不過該回去的念頭。

終於，我開口：「謝謝老師。」

＊＊＊

也許，我還是選擇了保護自己。

在那一刻，我比誰都懦弱，也比誰都還要勇敢。

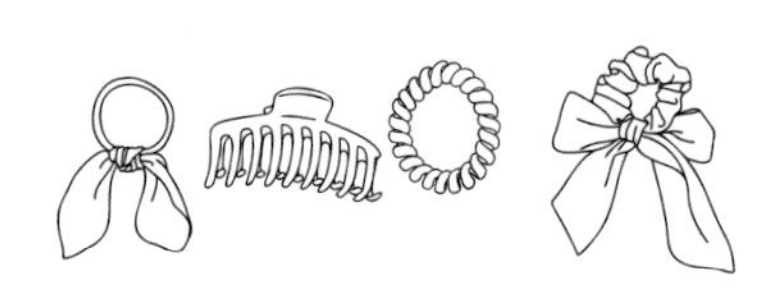

能讓我好好睡一覺嗎？

「他死得好。」它突然開口。

「滴一答一滴一答……」沿著水龍頭內壁滴落下來的水滴，在浴室迴盪出清脆微弱的聲響。

但我已經分辨不出淚水與自來水的差別。我拚命睜著眼，可仍然視線模糊，眼前像是層層朦朧的霧，而手腕上，咬痕卻豔紅地清晰。

凌晨一點，距離我準備上床睡覺的時間，已經整整超過約一個小時。

我望著頭頂的時鐘，無助地癱坐下來。

已經不知道是第幾次，我在大家沉沉睡去的時刻，一個人默不作聲地嚎啕大哭。

每當我準備睡覺時，強迫性想法都會發作得特別嚴重，不論是一個簡單關燈的動作，又或是躺下的某一秒，腦海裡都可以冒出無數個褻瀆或死亡的想法，這些想法威脅我去洗手。好似唯有洗手，才能消去我的不安以及汙穢的想法。

而在經歷一整天的疲憊後，我往往已經沒有力氣再去反駁那些想法，只能默默聽它的話，並祈求它放過我，讓我能好好地睡上一覺。

但或許它也看穿了我的心思，總愛變本加厲地指使我去重複洗手……

「你知道最近新聞上的那個死亡案件嗎？」它開口。

「不知道。拜託不要再講話了，我真的很累。」我不耐煩地回答。

「他死得好，對吧？」它蔑笑。

「才沒有!!是活得好，但希望他死後，也能在另一個世界好好的。」緊張的我回應。

「不，你覺得他死得很好，對吧？」

「我沒有……要怎麼樣，你才肯閉嘴？我真的沒有那樣想啊，為什麼你總愛扭曲我的意思。」

「別忘了，我就是你喔，呵呵。」

「你是我……？你才不是我！我才不會有那麼沒有同理心的想法!!!」

「可是，我就是你啊，所以你剛已經這樣想了欸，你認為他就應該死啊，對吧？你要知道如果那個往生者知道你這樣想他的話，他會不會來報復你呢？啊哈哈哈哈……」

「閉嘴……我拜託你閉嘴……對不起（對往生者）。我有強迫症，我真的沒有那個意思……對不起……」我一邊用力洗手，一邊解釋。

「……」它，總算暫時安靜下來。

（在我走回去房間的路上）

「求求你，我已經洗手了。我洗掉那些想法了，拜託你不要再講話了……空白，全部空白……」在快速走著時，我默唸「空白」兩個字，希望能驅逐那些想法。

「他死得好。」它又突然開口。

「……我沒有……我真的沒有這樣想……求求你。」

（我再走回去洗手）

（再一次走回去房間的路上）

「他死得很好呢，對吧？」

「沒有!!!啊!!」

氣急敗壞又無助的我跺著腳，卻在洗完手走回去時狠摔在地，而這一次，我再沒有力氣起身，更沒有力氣對它回嘴。

「死得好……都是因為你呢！是因為你，才讓他這樣的。全部都是因為你喔！」輕浮的，它一字一句刮磨著我的心房，好似講不膩，在我腦海裡亂竄。

「我沒有……我真的真的沒有那樣想……對不起，真的很對不起……我不是故意的……」斗大的淚不停墜落。

而嘴上咬著的，是我的手腕，是那個防止我哭出聲的自己。

＊＊＊

昏暗的燈光，我彷彿是被判了無期徒刑的罪人，在一個孤獨的牢房裡服刑。

沒有腳鐐，卻每一步都走得遲緩：沒有私刑，我的手上卻布滿鮮紅的血跡，而判刑者，是我自己。

我不知道我還要這樣活多久。明明僅是想休息，好好地睡一覺而已，可是每一次，在我疲憊不堪、心力交瘁的時候，它總會突然出現，開啟它的「超級工作模式」。

我不是沒有試著忽略那些想法，但每當我視而不見時，它彷彿就更刻意駐足在我的心房，然後不斷地施加威脅，讓我覺得自己是多麼的糟糕、多麼的羞恥。

就算我的理性一直都在，但堅強似乎有限。

我沒辦法控制什麼時候內心憂鬱的寬闊大海會漲潮，因為它不像大自然一樣規律，而它又最喜歡猝不及防地淹過我的身子。看著我如溺水般難受，它便會感到十分滿足。

至於那些想法，就像是看影片前無法略過的廣告。你不知道這支影片會有幾個廣告，只知道必須等它播完才能繼續，而我也只知道要等它消失，我才能休息。

僅此而已。

＊＊＊

「站起來吧，你哭夠了。」沉默片刻後，我開口對自己說。

我顫抖地爬起來，以飛快地速度衝進房跳上床……

「終於，可以休息了。」我含著淚，閉上眼。

若不是真的累到馬上睡去，我想在下一秒，我又得不斷爬起來去廁所洗手了。

希望明天，可以早一點睡覺。

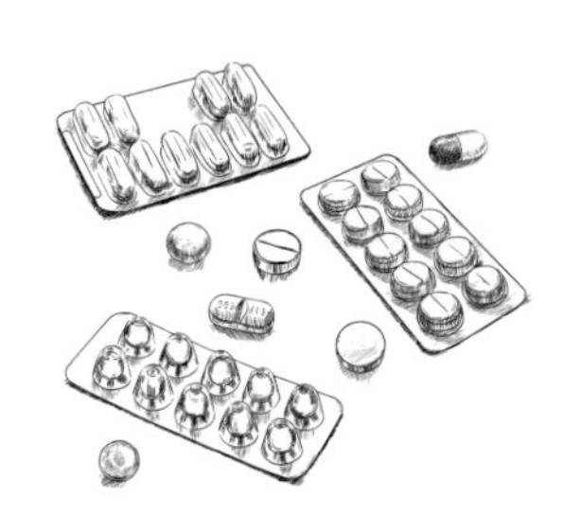

從「數羊」到「數落自己」

我像摔倒的第87隻羊，再無爬起的可能。

房間是我的專屬病房，而我像個稱職的病人，安安靜靜地躺在病床上，掙扎。

在我發現，我的強迫症隨著年齡增長，年復一年地更嚴重時，我學會了逃避。

「其實我也不是那麼地嚮往外面的世界，你說對嗎？」稀鬆平常似，我又跟自己對話。

空氣中瀰漫著潮濕的氣味，是我剛剛哭過的痕跡，也是絕望的意義。

蜷縮著，我用力攥握住自己的手腕，開始像唸咒語般，不斷重複說著「空白」兩個字。

我希望能讓自己的大腦維持空白無痕，但也更怕一停下來，又有令我不安的強迫性想法竄入，逼迫我要離開我的個人病房。

而我也知道，如果真的被迫要去洗手，下一次回來前，我肯定又要在廁所和房門之間，來來回回走許多次，甚至就像剛剛一樣，還會笨拙地摔倒。

麻木地看著眼前黑暗的牆壁，月光從窗外透露一絲絲的冷暖，輕微反射了焦慮。

折騰了那麼久，現已不知是凌晨幾點，疲憊不堪的身軀告訴我，要盡快入睡，因為自己沒辦法再負荷更多次摔倒的疼痛。

我僵硬地維持一貫的動作，也盡量不讓自己顫抖，因為我的每一個小動作，都是「它」趁虛而入的機會。

從默唸「空白」到「屬羊」，各種不讓強迫症想法襲來，卻又要督促自己盡快睡著的咒語，我不停喊著，但隨著時間流逝，淚水都乾枯，我仍未進入夢鄉。

在我心裡，不停播放著數羊的畫面……

「1隻羊、2隻羊、3隻……86隻、87……第87隻羊摔倒在跨欄前。時間緩慢地流逝，牠腳上的傷漸漸浮現出來。紅腫的雙腿讓牠並無再站起來的可能，而受傷的牠，已然成為其他羊隻的墊腳石。」

「跟我一樣。」面對著空蕩蕩的房間，我突然開口。

「跟我一樣，笨拙又什麼都做不好。稍微一不注意，就能被那些強迫症想法趁虛而入，並凌駕，卻一點反駁與反抗能力都沒有。」

漸漸地，我從「屬羊」到「數落我自己」，然後變本加厲地，我抄起手，揮打自己身軀，再張開口，狠狠地咬住自己手腕，直至牙齒緊繃疼痛，我才不甘地放開那滿是血痕的紅腫雙手。

無聲無息的吶喊。

我一邊乾嘔，一邊像發了瘋般捶打自己。

＊＊＊

其實，我真的很在意。我很在意自己的無能，我很在意別人看不起我，更害怕哪一天我真的沒辦法控制自己，然後我失去我自己……

我甚至不知道自己怎麼了。不知道從什麼時候開始，有另一個人住在我心裡。不知道哪裡才是被關上門後的那道窗，我找不到，我真的找不到……

失聲痛哭。

我抱著我的頭，但那些強迫症想法卻像玩鬼抓人一樣追打我。

它不停地蔑笑，引發我的自卑和恐懼。它把它的快樂建立在我無止境的痛苦中。

每日的黑夜降臨，天空的顏色就能與我的心融合在一起，如同墨一般的空洞，散發著腐臭的氣味。

我知道，那是我的心在淌血，極其絕望的血。

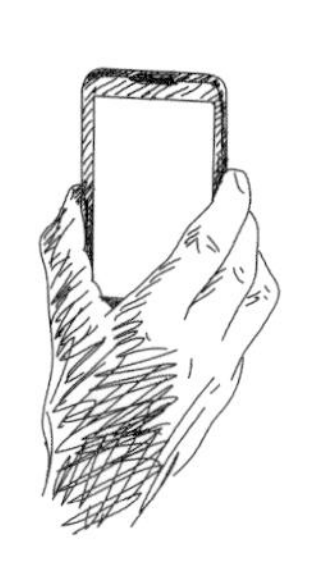

青春悸動，如春泥萌芽的喜歡

兩個字，成為了一切的開始。

初次注意到他，是在社團的迎新上。

那時我剛上高中，對高中新生活懵懂無知，但卻又充滿好奇、憧憬地參加了社團，也是在那裡，我們開啟屬於彼此的緣分。

在搭設炊事帳的過程中，偶然回眸，我瞥見正抓著營柱，幫忙支撐起帳幕的他。

我想並非是心跳相通，就只是剛好。在那一瞬間，他也抬起了頭。

而我，竟有些慌亂地低下頭。

我想用拙劣的演技，假裝自己沒看見，卻因為那該死的強迫症發作，逼著我又重複抬頭。

「好啦，也沒什麼不好。我是滿想多看一下他的。」臉有些微紅，像輕酌了春釀的梅子酒。

躊躇了幾秒，我終於再次抬頭，卻發現他的目光早已轉移到別人身上，似乎正在與他的夥伴商量溝通。

我鬆了一口氣。

畢竟如果又剛好對到眼，我有很大機率會被當成偷窺狂吧？

但不知道為何，卻又感到些許的落寞。

「難道只是因為他沒看我？……太荒謬了。」在心裡起了一絲波瀾後，我對於自己的反常行為感到好笑，但也未曾移開那份熾熱的目光。

「至少，可以知道的是，他的側臉也滿耐看的……」不怕笑話，在觀察了約莫一分鐘之後，我竟得出這種奇怪的結論。

正當我以為會繼續沉靜在這美好時光時，一道如閃電般霹靂的聲音打下來。

「欸，你不覺得，那個學長看起來很俗又很虛嗎？」身旁的夥伴忽然靠近我耳旁，半開玩笑地輕聲說。

疑惑了一秒後，我才驚覺不對。

他說的那個人，就是我剛剛在欣賞的那個學長啊！

說來慚愧，但又再仔細地看了一次學長後，我竟有點理解為什麼他會這麼說。

灰色的輕織毛帽，深藍色的高領毛衣外套，以及黑色及腳踝的長褲，在這還尚未入冬的季節，是有一點不合時宜。

「也許真的有點虛弱，感覺他好像很怕冷的樣子。」我漫不經心回應。

畢竟前一秒我還在欣賞他的笑容啊，怎麼下一秒他就突然被別人說嘴。那一瞬間，我心裡突然懂了五味雜陳是什麼感覺。

但這似乎也沒阻礙到日後我對他的喜歡呢。

迎新就那樣結束了，並沒有什麼令人期待的超展開，我也以為這場單方面的邂逅會如同未撬開的果核一樣無疾而終，可也許，緣分就是那麼奇妙。

過了約莫一兩個月，因為社團活動給我的表演安排突然有更動，所以我著急地找負責人詢問，沒想到在打開聊天室，要私訊的那一刻才發現：負責人就是那位學長。

輕輕地調整呼吸，在過了幾秒後，我有些期待又緊張地按下了幾個字：

「學長？」

而這兩個字，成為了一切的開始。

在談完表演的事情後，我悄然抓住這個得來不易的機會，用著尚未純熟的聊天伎倆，開著日常的話題。

我們聊寵物、興趣愛好、上一次通宵是多久以前……（好啦，至少比聊天氣好一點）。

諸如此類的話題，都在半句點，卻又神奇地能一搭一唱的狀態下，從下午聊到了夜晚，甚至在最後，我們還一起打了幾場遊戲。

我記得那一天，真的是笑著睡著的。

也是後來的每一天，我們都有默契地聊著，並藉由打遊戲開語音的藉口，有了第一次的通話紀錄。

再後來，更是直接拋棄遊戲，單純因為想聊天而打了電話。

真的很累，但也是真的很快樂。

「我想大概，我是真的喜歡上他了吧。」某日結束通話後的凌晨，我看著天花板上那盞白色的圓型日光燈，自顧自地說。

自此之後，好感如萌芽般的向日葵，在被頻繁回覆後的陽光，以及偶爾聊一聊突然消失不見蹤影的午後雷陣雨灌溉下，以驚人的速度茁壯成長。

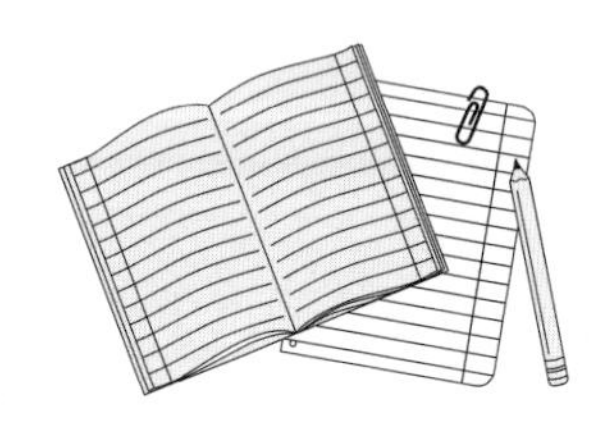

筆耕下的反覆犁田

題目卷上，充滿修正帶縫補的殘破。

「我看你這樣，我真的很煩，你知道嗎？寫個字不專心，做什麼都這樣……一直塗塗改改。你不煩，我都煩！」

右後方的黑色皮革沙發上，正坐著一個衝著我破口大罵的人。他筆挺的身子，與年輕當長官時的威嚴絲毫不差，口中滔滔不絕的，是對我的指責與不耐。

其實爺爺平時人很好，對我也是呵護有加，但看我總是「一直分心」，所以在我「寫錯字」要塗改時，總會狠下心來唸我幾句，希望我可以對自己的功課上點心。

而另一方面，也因為那時開始練習用原子筆，每塗掉一次，就要消耗修正帶，導致家人覺得我很浪費，還常常調侃買一箱修正帶在家，可能都還不夠我用。

但又有誰知道，當時的我，認為每一次的重複修正，都是在保護家人呢？

「擦掉，重寫，不然你的爺爺明早騎機車就會出車禍。」

「給我塗掉，不然你父母就會因你而死喔……」

種種的強迫性想法，一直在我腦中亂竄。

於是，看著身旁的家人，我升起保護欲。

我聽從它的話，我毫不反駁。

我不停地在一個被修正帶覆蓋無數次的紙張上，重寫我早已完成的答案。

那時的家人看到我這樣的行為，總會對我說：「你能不能學學你哥？你看他寫個作業用幾次修正帶？你看人家一個修正帶用多久，你用多久？」

而我，也只能默默地聽著，不知道該怎麼為自己解釋。

但其實我心裡很氣憤，也很委屈。

因為「我明明就是在保護你們，為什麼要被說得像個罪人一樣？我也很煩，我也很想要就這樣不管啊！可是，我在乎，我在乎你們。我想要你們都好好的，想要我不用愧疚……」

但說起來，也覺得可笑。如果我告訴他們，他們有誰會相信呢？不也會覺得我只是在為自己的不專心找藉口？不也會像那個老師一樣，嚴厲地痛斥、責罰我嗎？

就這樣，我常常聽著家人無奈地對我碎唸，而我帶著煩躁無助的心情，寫功課寫到黑夜，寫到爸爸工作回來，寫到爸爸花時間在我旁邊監督。

而這時，家人還會加油添醋地說：「你看她啦，寫個功課，一直塗改，完全不專心。我看了真的覺得很煩，完全看不下去，唉。」

但似乎也是聽習慣了的爸爸，並不會多說什麼。只會靜靜地待在我身旁，指導我寫。

爸爸總會提醒我下一個要寫什麼字，可是，其實我一直都知道要寫什麼。

因為我並不是不會寫答案，才寫得這麼慢，而是我看一個題目，會因為強迫性思想，必須把題目重複看十分鐘以上，也因此當寫上答案時，就需要花更久的時間了。

有了爸爸在身旁，確實這股壓力會讓我對強迫性思想的反抗多了些，可是也讓我變得更難受，會有種沒辦法做自己、沒辦法保護家人的感覺。

＊＊＊

「何時遵從強迫症，竟也像是成為了自己？

「我不知道，我只知道我想保護我愛的人。如果我注定不能擁有自己，那麼，不如擁有那個夢魘想要的我，因為至少當我成全了它的想法，我就能保護好家人吧？」

我又在與自己對話了。

今天的題目卷上，依舊充滿修正帶縫補的殘破。

醜陋的樣子，連我看了，都覺得十分難受。

誰說花的時間愈久，成品愈好看呢？

而我想，應該沒有人會知道，幾個補丁下，還藏著我深深地咬著手腕後落下來的血滴吧。

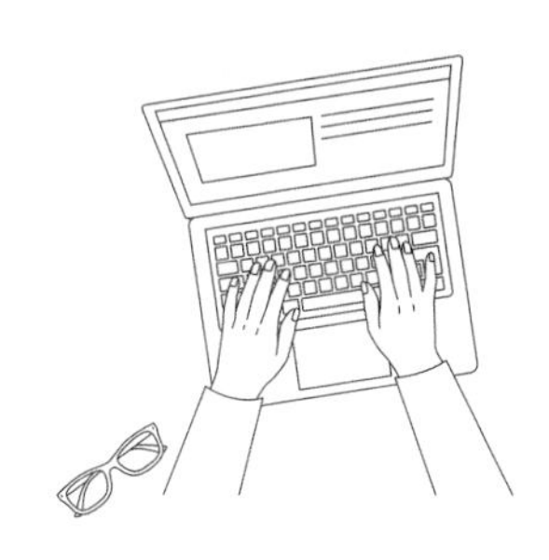

那道無理的聲音，是我，還是它？

「嗯，我恨爺爺。」

前幾年，一個夏日的夜晚，在未開冷氣的客廳裡，我熱得直冒汗，但突然想到什麼似的，我笑著、蹦蹦跳跳地跑去廚房的冰箱前。

我打開冷凍櫃，一陣冰涼的氣息撲向我。我看著眼前的兩桶冰淇淋，口水直流，只差沒落到地上。

身為一個盡責的妹妹，我當然是把哥哥的份，也一起拿了出來，想著他可以跟我一起分享喜悅。

於是，我抱著兩桶冰淇淋（一桶巧克力是我愛吃的，另一桶則是哥哥喜歡的草莓口味），放到茶几上，準備大快朵

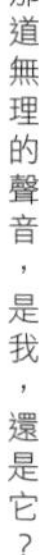

頤。

但這一幕，卻被坐在不遠處的爺爺看見了。爺爺有些生氣地責備我：「不要一次拿那麼多，這樣很貪心!!」

我覺得萬般委屈。

我明明是為別人著想，怎麼就成了不懂事、犯錯的孩子？

抱著憤憤不平的情緒，我卻沒有打算多作解釋，而是逕自衝到樓上，蜷縮在樓梯間。

陰暗的角落只有一束暖色系的微光灑落，而這絲毫無法溫暖我的靈魂。

我開啟了自閉模式。

現在回想起來，真覺得小時候的自己很可笑，但那時候，縱使知道是誤解，也知道我大可以直接跟爺爺解釋，來化解這個誤會，但就是莫名的不甘心，甚至賭氣到無法釋懷，直到後來，那個莫名的聲音出現了……

「你，恨你爺爺。」心中一道若有似無的聲音響起。

來不及反應的，我竟跟著複誦一遍：

「嗯，我恨爺爺。」

一頓懵然，我突然意識到自己講了什麼恐怖的話。

縱使我明白，這並不是出自於我的內心；縱使我知道，我只是一時失去理智而被操控；縱使，身邊空無一人，但我還是對自己的行為感到無比愧疚。

「明明爺爺對我那麼好……我怎麼可以說這種話？我沒有恨他，我沒有!!!」無數的強迫症思想在我腦中亂竄。

我口中一直重複不變的是：「收回，收回，我要收回我的話……」

但過了十幾分鐘後，我仍舊逃不過自己的自責。我跑去找正忙著摺衣服的阿嬤。

我用旁敲側擊的方式，不停地問她，一個人說出來的話是否能收回，以及有沒有人說出「恨」這個字，還能收回的。

我得到的答案是：「沒有。說出來的話，怎麼可能收回？」

隨著明確的答案襲來，一陣落寞的情緒油然而生，但我卻不知道，還有更糟的事在後頭。

「你恨誰？」一道熟悉的聲音從旁而來。

我驚恐地抬頭，發現阿嬤一臉質疑的眼神。

很明顯地，阿嬤已經看出了我的不尋常。

眼看已經逃不過，我支支吾吾地想解釋，可仍舊，又再被誤會了一次。

阿嬤氣沖沖地責罵我：「你怎麼可以恨爺爺？怎麼可以？你這個不知足的孩子，他對你那麼好!!」然後阿嬤跑去一樓，告訴爺爺我恨他。

我知道那是正常反應，也知道是自己做錯了，但被一連串責罵襲擊的我，已經不知道要怎麼去辯解，愧疚感也加倍地綁住我的心，我只能任由自己沉浸在淚水和無力當中。

到了晚餐時間，爺爺很罕見地直接叫了我的全名。爺爺用不太好的語氣跟我講話，而我也不知怎麼回應，只能默默吃著飯，然後用逃避的眼神，假裝看著電視。

一切的結束，是直到爸爸回來，跟我溝通後，讓我去跟爺爺道歉，才解開了誤會。

爺爺也解釋，他只是出自於好心，擔憂冰淇淋可能會融化，才那樣說的。

而我，聽著這話，更加意識到自己的幼稚，愧疚感也更漫無目的地滋長。

＊＊＊

其實這件事，已放在我心底好久，而我至今仍自責，為什麼我當時會說出「恨爺爺」這種話。

儘管我知曉，那時候的我無法控制自己。因為強迫性思想，總讓我萌生出不好的念頭，甚至有時候會像那時候一樣，無法克制地脫口而出。

但我仍不知道，到底當時說話的是我，還是它（強迫性思想）？如果生氣的是我，那麼說話的，怎麼會是它？而如果是這樣，是不是其實我只是把自己的錯，都歸咎於自己的病症？

我想，這個問題，我永遠都無法得到答案，也是因為這樣，我沒辦法原諒自己的無理行為。但我也深知，有些事情發生了就是發生了，儘管自己有委屈，可對別人，又何嘗不是一種無法抹滅的傷害呢？

一個你愛、你在乎的人，居然會恨你？如果我聽到這樣的話，即使知道那是一時缺乏理性，也還是會難過許久吧。

的確，我患有強迫症，但那不代表我周圍的人就有義務要承擔這些，也不代表我可以去傷害誰，而這，即是我自責的源頭。

這份愧疚，也是我對一個我愛的人、在乎的人所表現出的情緒。

它深刻刻畫在我的心裡，提醒著我，我曾做過那樣傷人的事情。

＊＊＊

他們釋懷的那一刻，我也釋懷了。

但有時候，還是很痛；有時候，還是很想說：

「對不起，我真的不是那個意思。

「我也很愛你，真的。」

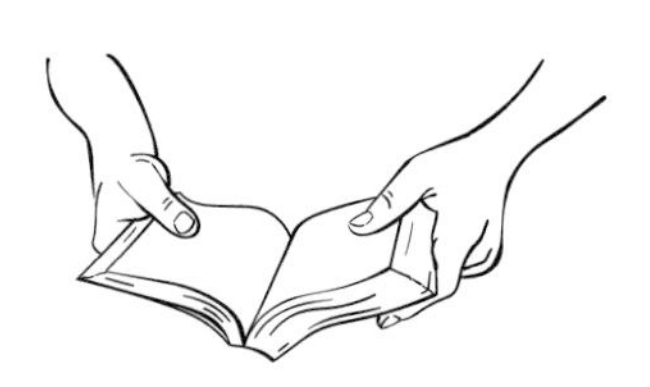

你，存在好久好久

死亡，我的強迫症一一幫我記著。

那些因為時間消逝、四季流淌，而漸漸被忘記的人，我都還記得。

幾乎每一晚，我都被迫勤勞地複習他們的名字、他們的身分，以及，他們的死因。

不論是偶然瞥見的社會殘殺案件，或是同學分享的家人故事，甚至是朋友口中的靈異事件，那些別人聽完，不會多在意，頂多產生些許憐憫，又或跟著害怕了，但瞬間便會忘懷的故事。

我的強迫症，卻都會勤奮地幫我一一記著。

＊＊＊

「我是單親，我母親在我小學的時候自殺了。」

還記得是國中時，那天是體育課結束後的下課時間，有些疲憊的我，輕靠在司令台旁的階梯上，跟身旁的同學聊著天。

聊到一半時，有一個也是同班的同學突然徑直走過來，加入我們的話題，但接著聊沒幾句，他就突然蹦出那樣的話，讓在場的我和另一個同學有些不知所措。

已然忘記後來是怎麼結束話題，一起返回教室。我只知道，從那之後到現在，我都還記得。記得他講出來的那些話，記得那與我本來毫無關係的他的母親，還有記得她是如何離開這個世界的。

隨著年紀的增長，我聽過、看過的類似故事愈來愈多，而強迫症則像是個稱職的紀錄人員，把那些事件的一字一句牢牢地刻在我的心裡，然後在每一晚，每一個焦慮、無助的時刻，愉悅地按下播放鍵，隨機播出幾個片段，讓那些故事成為強迫性思想的素材，操控著我的步伐。

它知道，我沒有抵抗能力。

因為我害怕，若我不去洗手，就會褻瀆那些死者，甚至是我擔心，他們的離去，是我造成的。

即使這些聽起來很荒謬，但有時候，這種毫無根據與無法考究的東西，反而可以造成我更大的恐懼。

也因為這樣，以前我總會十分害怕聽到、看到有關死亡、虐殺的社會案件，或是朋友、親人離去的經歷，更完全不能接受同學拿他人的死亡來開玩笑。

若他們執意要說，我甚至會板起臉，有些激動地制止他們。

雖然即使知曉同學開那樣的玩笑，本來就不應該，但我也常會為了我的情緒反應而感到煩躁。

可我也明白，他們隨口說的一句話，若我真的聽了進去，它們會在我的腦海中存在很久很久；若我不制止他們的行為，強迫症就會將他們講的那些話，轉換成是我說的，讓我覺得是我在褻瀆那些亡者。

這樣聽起來，我好像很自私，但我，真的很害怕。

我也不想記得，我也想要忘記。

但我沒有辦法。

＊＊＊

我常埋怨，那些美好的回憶、重要的代辦事項，我總會遺忘；可偏偏這種應該要忘記的，明明與我沒有任何交集過的人，我卻被迫牢牢地記得。

我不斷洗手，但流水洗不掉他們的痕跡；我不斷重複來回走動踏步，但也踢不走那些記憶。

為什麼我要記得，我素未謀面的人？為什麼他們在我心中的印象，只有身分，以及如何死去的呢？

我也好想我的記憶裡，都是我愛的人和與他們相處的回憶。

好想要像他們記得我那樣，記得他們。

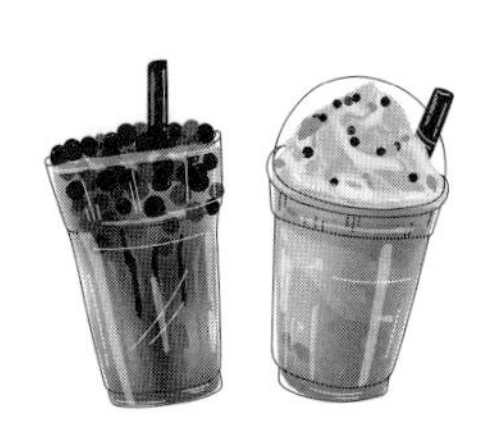

終於不再被威脅的「第5瓶」飲料

我像個故障的機器人。

小學時有一天，在放學的午後，夏暑的熱氣將我和朋友趕進附近的超商。我們深怕只要在外面多待一秒，皮膚就會被赤燒到紅腫疼痛。

一踏入超商，酷寒的冷氣涼風頓時湧出，解救早已滿頭大汗的我們。在張望了一下超商內部後，我們決定買瓶飲料，讓剛被解救的悶熱心靈，再昇華到更冰涼、舒服的體溫。

但當我打開冷藏櫃（那種有稍微傾斜的貨架，拿出最前面的飲料，後面的一瓶就會往前滑的設計），拿出飲料的時候，那一刻，猝不及防地被這樣的想法襲擊：「不准拿這一瓶，你必須拿下一瓶，不然你爺爺就會因為你而死去。」

「……」雖然我的腦袋不是第一次有這樣的強迫性思想蹦出來，我也明白，那只是一種毫無道理的威脅，但只要一想到家中年邁的爺爺，就會讓我變得十分神經質，也讓我對於它說的話，毫無反駁之力。

身體因為焦慮頓時僵硬了起來。

我慢慢地轉頭，悄然看向旁邊的朋友，在確認他還在專心地挑飲料後，我用了最快的手速，打開冷藏櫃，拿出下一瓶飲料，想盡快結束這一回合。

但事實，似乎總是不如我所願。

在拿起第二瓶飲料的瞬間，那道聲音又一次幽幽地響起：「拿下一瓶，不然你的爺爺還是會因為你而死去。」

就這樣，我一邊慌張地不知所措，一邊不停地因為要順從它的威脅，而從冷藏櫃中拿出飲料，但每一次碰到新的飲料瓶時，那句話又會不停地出現，如魔音穿腦般，灌入我的腦海裡。

終於，在我像個故障的機器人，不停待在原地，重複同一個動作，然後拿出了第5瓶飲料，才終於結束這場鬧劇時，我赫然發現，我身旁的朋友早已選好他想喝的。

他站在旁邊，一臉疑惑地盯著我和我手上的一堆瓶裝飲品。

空氣宛如凝結般，我尷尬地愣在原地，不知所措。

「你……喝那麼多喔……？」在過了約莫十秒後，朋友開口。

「嗯，對啊……呃，不對……」宛如當機一樣，我語無倫次地回應。

「嗯？」面對我摸不著頭緒的回答，朋友更疑惑地看著我。

「……啊，哈哈哈。前面這幾瓶有瑕疵啦。我在找一個瓶身沒凹掉的。」

在又安靜了幾秒後，我才擠出這種比較正常、能相信的理由，並搭配尷尬到不行的假笑，想像他能接受我的回答。

「喔……那……」但看得出來，朋友被我這樣的行為弄得很困惑。

「那我們趕快去結帳吧！」為避免繼續尷尬，我趕緊接上他的話，並迅速地將其他四瓶飲料推入原本的架位上，關上冷藏櫃的門。

最後再裝著不以為意的樣子，走向不遠處的結帳檯，拿起那個沒有被強迫性思想威脅的「第5瓶」飲料，放到櫃檯，請服務人員結帳。

隨著機台感應價格的嗶聲響起，我望向身旁透明自動門外，那股明亮熾熱的陽光，籠罩著車水馬龍的大馬路，想著：

「外面是很熱，但以剛剛那尷尬的窘境，我大概可以一路都保持背脊涼爽地回家吧？」

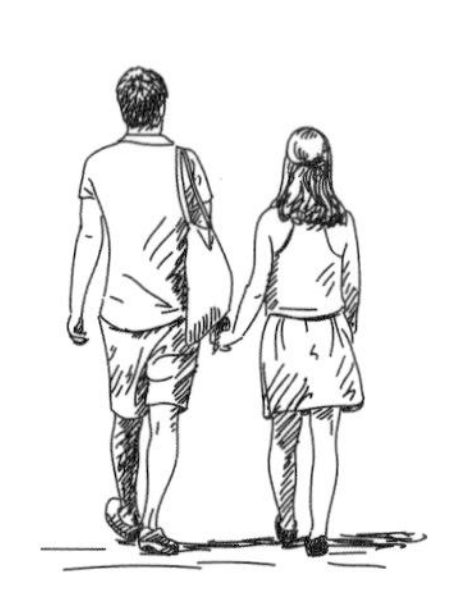

梅雨時分，躊躇不決的祕密揭發

「我害怕……他知道我不是正常人。」

我知道梅雨是灌溉，但我更怕，那會淹沒你對我的喜歡。

已忘記是第幾個晚上，在掛掉與學長通話後的凌晨，在確定自己喜歡上他的那一瞬間，除了悸動，更多的，卻是不安與恐懼。

輕輕地，我將手往上伸直，慢慢張開五指，喬了一個剛剛好的角度，妄想能遮住那熾熱的白燈光，讓黑暗融進無助的空檔。

「我害怕……他知道我不是正常人。」抿著唇，我用接近氣音的聲音說。

終究還是睡了。

在不知道第幾次，反反覆覆離開床鋪，走到洗手台洗手、開門、關門、開門……然後心不在焉夾到右手食指。

我看著稍微泛紅的指腹，眼眶泛著淚而睡著。

要知道，我從來，不會為了這一點小痛而難過。

「也許，我是真的很害怕吧。」

日子一天天的過去，每日的閒談和傾訴，就如梅雨灌溉般，成為我們對彼此了解愈來愈多的重要滋養。

他不愛吃香菇和豆莢。在點了外送，卻在送達的那一刻才發現忘記備註不要那些佐料時，他總會懊惱地輕搥著腳，然後認命地慢慢挑掉。

他喝奶茶一定要喝鮮奶的，奶精的不行。如果一不小心店家做錯，給成奶精的，他就會毫不猶豫地給能接受這類奶茶的朋友。

他……還喜歡轉角那間咖啡店的黑森林蛋糕卷。

鮮奶油塗抹在一層層苦甜巧克力的蛋糕中，黑巧碎屑如魔法粉般，輕撒在鬆軟的蛋糕上。甜中帶苦，又頗有層次，著實是會讓人一吃就愛上的甜點。

「很便宜，又好吃。」一次午後跟著他散步，慢慢晃到那間店裡。從冷藏櫃中拿起那盒蛋糕時，他說。

短短六個字，是他對他喜愛之物的評價。很簡單，也很純粹。

說來可笑，我竟有點羨慕那塊蛋糕。

如果我也如同它一般有魅力，卻又單純，沒有什麼不可告人的祕密的話，會不會現在早就捅破那道曖昧的薄紗，成為正式的戀人了呢？

但，我不是，也不可能是。

「要不要吃？分你一半。」在結帳完，坐在店門口的椅上時，他一隻手托著蛋糕盒，另一隻手將白色的塑膠叉遞過來，開口詢問我。

「嗯……好，謝啦。」突如其來的問句，讓我有些不知所措，但在看到那令人垂涎三尺的蛋糕後，我還是選擇遵從自己的內心。

「你不是要減肥？……不餓才有力氣思考嘛。」

我在心中自問自答。

「我貪戀這樣的時光，並不是不想和他在一起，而是害怕誠實以告，會連朋友都做不成。

「儘管我覺得，他不是那樣的人。

「但我還是，好怕。我真的好怕。」

回到家洗完澡，當我疲憊地躺在鬆軟床上，等著他的電話時，我自顧自地說。

＊＊＊

不知為何，今天比起平常，我更感到不安，總覺得下一刻就要面臨終極選擇；總覺得下一刻，我好像就要失去重要的人。

「登登登！登登登！登登登！」突如其來的巨大鈴響，打亂我的思緒。是他的來電通知。

因為害怕不小心睡著，或是在忙，沒看手機而錯過他的電話，我總會將鈴聲開到最大，但也常常因為這樣，而把自己嚇個半死。

「喂？在忙嗎？」在調整好呼吸，接起他電話後，另一頭傳來了熟悉的聲音。

「沒呢。」仍是有些慌亂，我句點地回。

「那……在幹什麼？」他疑惑。

「不知道欸，可能是……等你的電話吧。」也不知道哪來的勇氣，突然就想接這樣的話。

青澀的，我們都笑了。很白痴，但也很快樂。

「有一件事情，我想跟你說。」霎時，他忽然轉了個語調，嚴肅起來。

「……」看似沉默，但我的心裡水深火熱。

他是要跟我告白？還是要跟我說，他其實不喜歡我？又或是也有可能他只是要講平常的事，但為什麼語調要這麼嚴肅？

好煩，好想聽，但又不敢聽……

心裡的小鹿大概遇到梅雨季的土石流了吧。我都在祈禱牠不要被落石砸中。

可眼看這樣僵持下去，也不是辦法。

我只好開口：「你說，我在聽。」

「我……我喜歡ㄋ……」

「停！等一下，你先不要說。」發了瘋似，我著急地說。

果不其然。他開口，在講到一半的時候，被我打斷了。

他似乎也被我的反應嚇到了，真的乖乖沉默了許久。

而我，正緊咬著有些發白的唇，想平復顫抖的身軀。

「怎麼辦？我該不該跟他說？還是就這樣假裝沒事？反正他也沒看出來。

「可是，這樣對他來說好不公平。萬一他很在意這種事，我豈不是構成欺騙了嗎？」

心裡的天使和惡魔正在交戰。

過了約莫三分鐘，我才總算開口：

「學長，我也有一件事情想跟你說。我想等你聽完，再決定要不要說完你剛剛的話，不然，這樣對你來說不公平。」

出乎意料的平靜。

我像是下好決心，才講出這些話。

「不知道等他聽完，會不會嚇得跑走？」同時，我在心裡自問。

＊＊＊

雨水不停地澆灌在已長出些葉片的嫩株上，那是必然的經歷，但不一定每株向日葵都能存活，正如現在的我們一般。

等到祕密揭發的那一刻，會不會被連日不停的梅雨所引發的土石流淹沒？

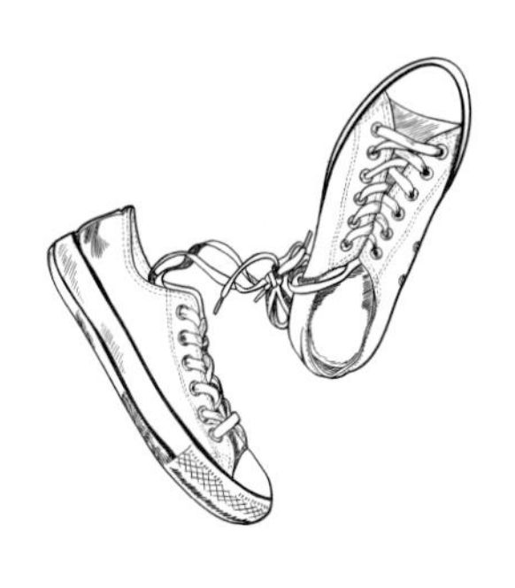

是死了，但又活著

我威脅強迫症：「我要從窗戶跳下去。」

「嘿，你，在哭嗎？」

我，在哭嗎？

泛著淚，糊糊塗塗地摸索電燈開關。已然不知是第幾次，我又從黑夜中醒來，孤獨地面對這個夜晚。

但其實，我不討厭這樣的。

畢竟在沒有人的地方，我不用盡我所能地去勒索自己，束縛一切的行為。雖然這讓它（強迫性思想）更凌厲地發作，但也使我不用因為在意別人眼光而過度緊張。

回想起某一次，不，是好幾次。在大考中，我看著被自己的淚水浸濕的題目，卻還是停不下來一直不斷重複塗改的動作。

大家都以為我是因為不會寫而難過，可只有我自己知道，我會，但我無法停止寫好、塗掉、再寫好、再塗掉……

每次發生了那樣的情況，回到家，我都會把自己關在房間裡。我拒絕接受一切的互動，我只讓強迫症與我共處。

我會威脅強迫症，告訴它：我要從窗戶跳下去，讓它不再有機會侵擾我；我告訴它，我要吃好多的安眠藥，讓它不再能甦醒，然後與我一同埋在地底，又或某個遠方的天堂。

我多麼期望，它能因為我的威脅而害怕，因為我的反駁而罷休。

但得到的回答，卻總是：

「你跳啊！你有種，你就跳，我就看著你跳下去。反正世界上的人那麼多，有強迫症的人也不少，我缺你一個嗎？

「安眠藥……？記得真的要吃很多喔！不然萬一被救活，變成植物人的話……放心，我一定會一直『陪你』，哈哈哈哈哈哈。」

「反威脅」是它的擅長，雖然也是因為它的這一番話，讓我焦慮地活下來，但如果它不曾出現，我又怎麼會有這麼多的痛苦和不安？

我再次捲起袖子，看著上面還未癒合的傷口。我用牙齒，把龐大的焦慮注射進去。

似乎是咬得太用力，淚水再一次地流淌。

可我卻分不清，是痛，還是憎恨它的心理，遲遲未消去。

我埋怨強迫症，因為它真的使我感到十分痛苦。

我常常想，如果沒有它，我會不會就能和一般人一樣過日子？如果沒有它，我會不會早就闖出自己的一片天？如果沒有它，我會不會……能夠更喜歡我自己？

殘破不堪的手腕、接近枯竭的淚水、煩躁不安的情緒、凌亂繁雜的軀體，我就像是個年久失修的機器，早已被新進的科技取代。我只能靜靜躺在倉庫裡，等待別人處決。

這樣的我，是我，但不是我想要的我。

我想和別人一樣，完整地擁有自己，能夠掌控自己的情緒，而不是當一個醜陋又無能為力的淘汰品。

＊＊＊

「我是真的想活著，我想戰勝自己。

但，你知道嗎？有時候真的好難好難。

我真的很努力了，可是我做不到，我真的找不到哪一個才是我……好多話都不是我想說的，但它卻一直出現。

明明已經很自責了，卻還是要一直被攻擊，像是網路霸凌的聲量，告誡著我盡快結束自己的生命一樣……我知道外面的天空很美，但墜落，是地心引力，更是我的心中所引。」

某一天的深夜，我打開電腦，緩緩打上這些文字。

我告訴自己，我已經無能為力了。我撐不下去了，我想要離開了。

可仍舊，在被送去淘汰品焚燒場的路上，在要被丟入火坑燃盡的那一刻，我還是被理性和自己僅存的微渺希望給救了回來，因為那時突然有個聲音響起。

那聲音對我說：

「你很棒，也真的做得很好了。可是，有時候我們需要再試著撐一下，不要擔心什麼。我會努力撐過去的，不會讓你消失。我懂你，也一直都在。你不要怕，不要難過，好不好？

我才是你，一直都是你。你能不能為了我，活下去……？」

柔軟的髮絲穿過指縫間，在手的來回撫摸中搖盪。

我抬頭望了望，剛剛跟我說話的那個人，是我自己，是那個因為強迫症侵擾，而變得虛弱不堪，幾乎消失的我自己。

可儘管那樣，他還是在最後一刻努力地出現，只為把我從崖邊救回。

如果說深淵是去處，那活下來仍是義務；注定要被夢魘糾纏，那不如試著與它共處。不如試著帶著傷，去看看外面；

不如試著，讓陽光，滲透我的軀體。

「好……」微笑後，我哭著說。

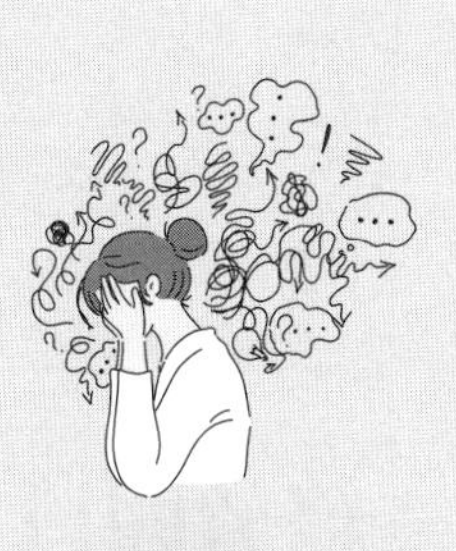

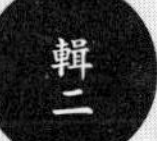

破口即是出口，是光照進來的地方

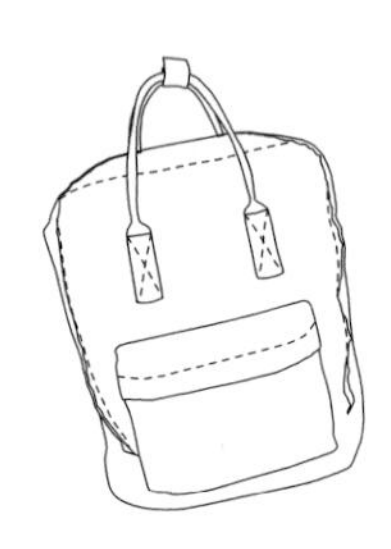

終於開口，卻成了一文不值的勇氣

媽媽回我：「不要想太多。」

常有人問我：「你有強迫症這件事，隱藏了七年那麼久，為何不早點告訴我呢？我能幫你呀！」

但其實我不是沒有試著求助過，而是被求助者沒有看到我的求救訊號。

＊＊＊

在強迫症已侵擾我約莫兩、三年的某天，我第一次發出了求救訊號。

那天，正值中午的暖陽，房間未開燈，只有自然光透進窗戶的明亮。

我躺在媽媽身旁，滑著手機。我時不時透過餘光，察看媽媽的表情，因為我很想告訴媽媽，我的那些症狀，但又礙於心裡的那道坎，再加上我那時候根本還不知道自己是患了強迫症，所以更不知道怎麼敘述，遲遲不敢開口。

在躊躇了許久，太陽都快西下後，我才鼓起勇氣，對媽媽說：「媽，我覺得我很奇怪，總是沒辦法控制自己，會一直有奇怪的想法，然後要去洗手……」

正當我以為媽媽會很驚訝時，媽媽卻只回我：「不要想太多。」

聽到這話的一瞬間，我急了。

因為我好不容易才鼓起勇氣，怎麼可以就這樣罷休？

所以我又開口：「但我是真的沒有辦法控制自己不去想很多……這樣，真的很煩。」

看我似乎不肯放棄，媽媽告訴我：「我以前念書時，也有類似的情況，可是去看了醫生後，醫生說是我自己太會胡思亂想了，所以你大概是壓力太大，才會這樣。」

「……喔。」抱著許多複雜凌亂的想法，不只是強迫症正在我的腦海中搗亂，還包含各種憤怒以及悲傷的情緒，但在沉思後，我最終還是只脫口說出這個字。

其實後來想想，媽媽說的也不無道理。

大家都習慣用自己的經歷去開導人家，另一方面，媽媽應該也是不想要讓我覺得自己是得了什麼病，才會這樣。

但當時，我只覺得很不受重視。

因為我真的被這些想法折磨、痛苦得非常久，也被誤會了非常多次，但為什麼當我下定決心開口解釋的時候，卻還是得到這種回應？如果我能夠控制自己，我還需要想那麼多嗎？

種種的不堪與憤憤不平在我腦中亂竄。

我越發地絕望，越發地想逃離這個地方。

自此之後的四、五年，我幾乎放棄了求救。

因為我不想再讓自己暴露在危險之中，卻抓不到任何救命繩索；我不想再鼓起勇氣，奮力一躍時，底下接住我的不是一個溫暖的懷抱，而是冰冷的大石頭。

所以，我不是沒有嘗試說出來，而是得不到理想的回應。

你可以說我膽小，可以說我脆弱，可以覺得我只試了一次就否定全世界，可以說我以偏概全，都沒關係。

但我想要你們知道的是：「不要小看一個人對你的影響有多大，尤其是在你滿身創傷的時候。」

或許從世俗眼光來看，總會告訴我們受傷了，要找人幫忙；受欺負了，不要憋在心底。但其實有經歷過的人都知道，事情發生的當下，是很少人能勇敢說出口的，而可能更令你絕望的，是在講了之後，得不到一個積極的回應。

我們天天看著新聞報導：「XX性侵案受害者因得不到法律伸張而自殺身亡。」「某國小一名張姓孩童遭受霸凌長達三年之久，卻因為申訴未被重視而讓霸凌助長，導致其身心皆受到嚴重創傷。」

這些新聞報導的案件，會讓我們覺得：「如果我說出來，會不會也不被在乎，反而成為怪人？」

所以有些時候不是我們懦弱，而是害怕一試再試的後果。

因為我們都恐懼遭受背叛、擔心哪天也成為新聞大肆報導的受害者，那時，就再也保護不了自己了。

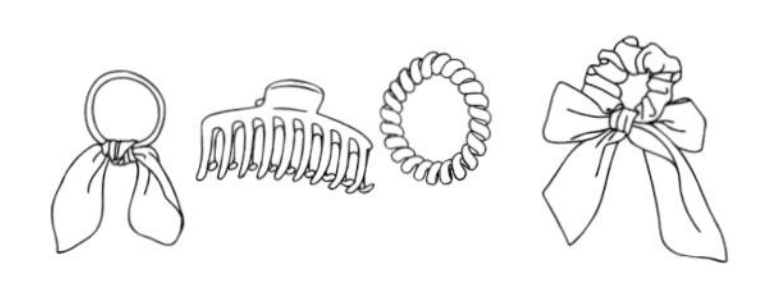

鑿出破口，第一束光的降臨

老師值得我託付隱藏七年之久的祕密嗎？

在隱藏自我的第七年，一個緊鄰會考前幾天的夜晚，重重的課業壓力使得我的強迫症變得十分嚴重。

我的內心已經接近發狂，我幾乎再也找不到一點呼吸的平穩，卻還是得披上偽裝的面龐，讓傷得體無完膚的我的身軀在旁人看來，還是那樣的正常。

但或許是緊繃到了極限，我突發奇想地想試著在網路上查詢自己奇怪的症狀，而也是這一次偶然的舉動，讓我厚實的心牆，硬生生地被砸出一個破口。

我顫抖地按下搜尋鍵，映入眼簾的是一篇文章的標題：「青少年強迫症」。

抱著好奇的心態，我點了進去。

赫然發現裡面所有的症狀都與我的符合，也是在那一刻，我才發現，我不是一個人，不是只有我活在自己的欺壓下，無法自拔。

雖是迎來了一絲曙光，但隨之而來的問題，又成了我的絆腳石：「我能怎麼樣？我能跟誰說？」

繼上一次跟媽媽透露，得不到回應後，我幾乎已經失去了勇氣，也不對任何人抱有信心，我否定了全世界。

我望向螢幕中反射出的自己。那是一個疲憊不堪，快要不屬於我的自己。

「你，是誰？」

心裡的一道聲音突然響起，我眨了眨眼。

「對啊，我是誰？」

眼幕中透出的異樣，我驚恐地解讀著。那一個再熟悉不過，卻又再陌生不過的面龐，真的是我嗎？

「如果再放任自己封閉下去，會不會我真的消失，取而代之的是那個『它』呢？」

我再次詢問，卻沒有得來想要的回答。

我知道他累了，我也是。但我知道他只是懶得回答，不過沒有回答也沒關係。畢竟他是我，我也是他。

其實，我一直都知道答案。我只是想要有一個人來告訴我：「你這樣做，沒有錯。你很棒。」好讓我能堅信自己一些，也試著相信別人一些。

但現在看來，那個我憧憬的人，是我自己。

在思考了許久之後，我決定再給自己一次機會，我將希望放在班導身上。

深吸一口氣，我拿起桌上的聯絡簿，輕輕地在上面寫下小小的三個字——OCD（強迫症的英文縮寫）。

希望隔天班導批改聯絡簿的時候，可以看到我的求救訊號，並給我勇氣，拉我一把。

＊＊＊

隔天清晨，陽光有些溫暖地灑在我的臉龐，可我的心已經緊張到冰冷、無知覺。

到學校後，我戰戰兢兢地把聯絡簿交了出去，等待著老師找我的那一刻。

滴一滴一答一答。時間一分一秒地過去，我卻遲遲等不到回覆。

在我的心沉到最低點時，聯絡簿發了下來。

「或許是在裡面有寫給我一些話吧？」我想。

油然升起一股燥熱，我慢慢將簿子打開──「!!!」（空空如也，空空如也）。只有再平常不過的簽名，班導似乎壓根沒注意到我那三個小小的英文字。

我事後想了想，這麼不明顯的訊號，又有誰能夠發現呢？或許被當成個人註記事項，也不無可能。

但在當時，我不只著急到無法思考，也不想輕易放棄自己得來不易的勇氣，所以我做了一個很重大的決定……

一顆心十分不平靜的我，硬是等到放學，人潮散去後，我將老師攔住。

我開口：「老師，我有話想對你說……」

「怎麼了？」

望著老師疑惑的視線，我緩緩打開聯絡簿，詢問他是否知道OCD這三個字的意思。

在那短暫的幾分鐘，我時時刻刻觀察老師的表情，並細微地刻進我心裡。

我想辨認，老師是不是值得我託付我已隱藏七年之久的祕密，那句在被誤會、被體罰都不曾說出口的祕密。

終於，我下定決心開口，將我的情況照實說出。

但迎來的，是片刻的寧靜，如寒冰凍結了時間。

我的心又一次跌到谷底。

「你應該早點告訴我的。你知道嗎？你就像是我的女兒一樣。老師很難過，一直都沒看出來……」在約莫三十秒的沉默後，我的班導如此回我。

緩緩地，如一道暖流般的聲音流淌入心中。我知道，老師想懂我，也想幫助我。

這是第一次，僅僅一句話，就療癒了我的疤。

那種感覺很奇妙，像是悠躺在水中，靜靜地感受每一刻陽光一樣。

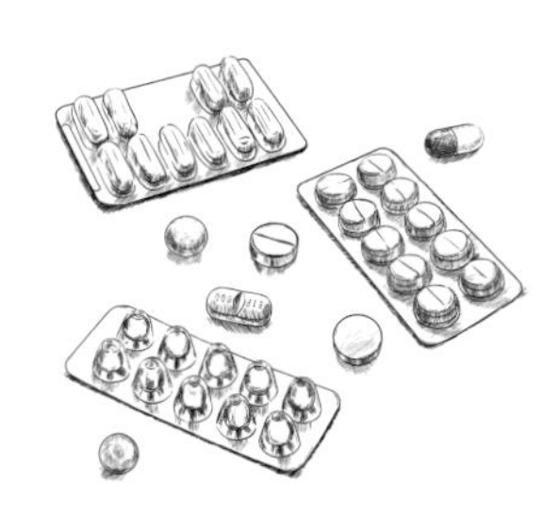

持續進攻，突破重重黑幕

醫生：「你們這個女兒可以去選總統了。她將來一定會做大事。」

在終於撐到會考結束，卸下不少壓力的包袱後，我也決定要再找時間跟媽媽說我想看醫生。

我仍記得上一次，我第一次跟媽媽透露我的病症時，最後只得到「不要想太多」的回應。

而此刻，一樣的地方，一樣的棉被花紋，一樣的，人。

唯一不同的，是晨光轉化成夜幕的降臨，透出了屬於我的保護色，彷彿也是告訴我，今天的行動勢必得拿下勝利。

輕輕地，我旁敲側擊，但好像沒有太大的用處。

於是，我直接開口對媽媽說：「媽，我想去看精神科。」

似乎是有些失了神，媽媽愣了一愣，但隨即又快速整理好情緒。

媽媽說：「你確定嗎？我以前也⋯⋯」

「我要去看。我一定要去看。」打斷媽媽話的同時，我也有些驚訝。

總覺得剛剛說話的不是我，而是內心的自己。那一個在強迫症來臨前，純真且愛自己的我。

老實說，我以為他再無什麼力氣與勇氣，畢竟上一次那麼清楚地出現，還是在我無比絕望到想離開的那一晚，他給予我鼓勵的時候。可自那之後，他似乎真的用完了體力，靜默到如消失一般，很少開口。

何況已嘗試了七年，又天天都被折磨著，再強大的毅力，也會衰敗的。

但那一刻，感覺很奇妙。

好似不再是我孤軍奮戰，而是靈魂真正融進了我的意識。那是種衝勁，是種奮不顧身，是為了自己，終於願意再努力一次。

「嗯，你想去，我們就帶你去吧。」在思考片刻後，媽媽接著開口。

簡單的幾個字，卻宛如天籟之音。

我知道我成功地推倒了外塔，雖然離主堡還有些遠，但至少走出了第一步。

＊＊＊

幾天後，我懷抱著忐忑不安的心情，來到了醫院。

潔白的日光燈、面面相覷的白牆、象徵純淨的空間，我覺得好陌生。

或許我已在黑暗的洞穴生活了太久，當回到光明的大地，我當然會覺得這裡不屬於自己。

因為是第一次來，所以照慣例要填病單。當我看到需要敘述自己症狀的那一欄，我思索了片刻後，提筆，俐落地寫下三個字：「OCD」。

在等待叫號的途中，我偷偷地觀察候位的病患們。我驚訝地發現，他們與我內心想像的完全不同。

不可否認的，我當時確實帶有一些刻板印象，覺得來看精神科的人都因為不太正常，所以才需要來掛號。

我想，這也是許多人不敢求醫的原因：不敢承認自己是真的受傷了，又或者根本拉不下面子。

但在我的觀察下，我發現他們看起來與一般人根本沒什麼不同。

唯一不同的，可能是眉目間疲憊與憂鬱的神情吧，黑瞳裡也摻雜著無神和落寞。

一陣聲音突然打破了平靜。

「到號了。」姑姑輕拍我的背，提醒我。

我戰戰兢兢走進診間，雖已做好萬全準備，但在此刻，也不免緊張了起來。在全身都進入戰鬥狀態後，我打開了那一扇未知的門。

映入眼簾的，是一位年邁且和藹的醫生。

沒有想像中的腥風血雨，僅是平淡的日常問候，以及透過詢問來了解我的症狀。

「你大概是從什麼時候有症狀的？」

「我記得……大約是在國小二年級左右。」

「那麼，你的症狀有哪些呢？」

「我會一直想去洗手，一直重複一些不必要的動作，像是來回走、一直重寫字……」

「為什麼會想重複這些呢？」

「因為我只要有想法不對，我就必須去重複。儘管我知道我不需要，但我還是無法克制自己去做……」

「那你洗手的症狀大概多嚴重，會很影響你的作息嗎？平常在外面會不會表現出來？」

「基本上是無時無刻。我沒辦法預料，但很常發生，也很影響我的生活作息。不過，平常在外面，我並不會表現出來。我會克制自己，因為不想讓大家看出來我的不一樣，所以會很盡力地去偽裝。」

「你……」

「？」看到突然遲疑不語的醫師，我感到有些緊張。

短短幾秒，我已經開始回顧那些我回話的片段，找尋是否有說錯話的時刻。

「你……真的很成熟，很不容易！你很棒。要多相信自己一點，好嗎？」

「嗯……？」突如其來的誇獎，令我有些受寵若驚。

我微笑，輕歪著頭。

當醫師結束與我的一對一訪談後，醫師將我的家人叫了進來，跟他們說了些吃藥的注意事項，也解釋這個病對於我的一些影響。

在我即將起身離開之前，醫師又看了看那一張病單，接著他的視線停在症狀敘述上。

醫師有些驚訝地問：

「這是誰寫的？」

我的姑姑回：「這是她自己填的。」

接著，我看到醫師的眼神發光，然後開口：

「你們這個女兒可以去選總統了。她將來一定會做大事。」

「???」我笑了，因為這個笑話真的很有趣。

但也是後來，我才知道很少有人可以那麼清楚地知道自己的病，甚至是冷靜地敘述出來；不帶任何一點情緒的，講故事。

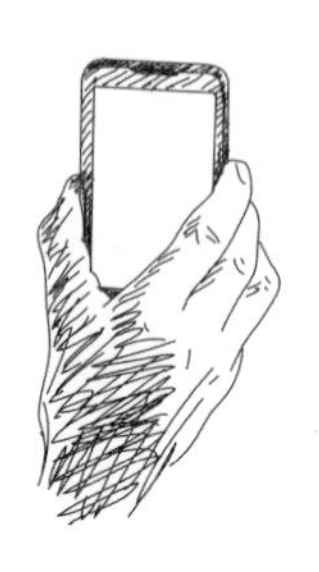

開枝繁葉，原來這就是戀愛嗎？

「我，是個精神病患。」

「嗯，你說，我在聽。」在聽到我說還有話想先跟他說後，學長躊躇了幾秒，平靜地回。

「我……我……」明明我已經下定好了決心，卻還是在緊要關頭失語。

我望著鏡中那怎麼也開不了口的自己。

我真的慌了。

「沒事的，慢慢來。我在。」似乎是聽出我的焦慮、緊張，他用有些溫柔的聲音回應。

也許他不知道，這句話對我來說，有多重要。

他不知道這短短的幾個字，其實帶給了我多大的助力；他不知道，在他說出這句話的那一刻，我覺得自己再不說就太愚蠢了。

因為我相信他會留下。他不會走。

又或他真的走了，我也毫不虧欠，了無遺憾。

「我，是個精神病患。」終於在冷靜了約莫一分鐘後，我開口。

＊＊＊

我明白，我這樣的說法就如同新聞標題一般。雖然這是事實，但仍舊會令人感到比預期的震驚。

也許，我大可以直接說出我的病症，大可以馬上跟他解釋我的症狀。

我可以告訴他，我大部分的時間，還是能跟正常人一樣地生活，然後預期他不會有太大的反應，並欣然接受。

可我不想，又或真的很故意。

我就是想明白，他的第一反應會是什麼。

是直接被嚇得掛掉通話，封鎖聊天室？

還是馬上找摯友們，聊這件荒謬的事，說自己喜歡的人居然是個精神病患？

又或是……

「我可以知道，是哪一種病症嗎？」打斷了我胡亂思考的沉默，他用依然溫柔的語氣，輕聲詢問。

「我知道，這說出來很難，但我希望，你可以試著跟我說說看。當然，如果不方便，也沒關係的。」在聽到我仍舊保持安靜時，他再次開口。

「說吧，他值得你信。」我心裡的一道聲音突然響起，催促著我，揭發祕密。

「……是……強迫症，不是一般大眾認為的那種，對每件事情都嚴格要求到好的強迫性人格，而是會被強迫性思想和行為所困擾的精神疾病。」吞吞吐吐了半天，我才終於卸下自己厚重的盔甲，將實情一五一十地告訴他。

那天晚上，我又花了許多時間跟他解釋何謂強迫性的思想，何謂強迫性行為，這對我的生活造成了多大影響，而我又是，多努力地活得像個正常人。

而他，大多時間只是靜靜地聽著。

沒有插嘴詢問，沒有在我又沉默的時候，催促著我，而是以一個專業聆聽者身分，耐心地聽我敘述完所有的症狀。

就這樣，在我說完最後一個字，陷入兩、三分鐘的沉默時，他也只是問了一句：「還有其他想說的嗎？」

「嗯……沒有了，所以你……」有些發愣的，我不敢再問下去。

彷彿剛剛那些就已耗盡我的勇氣。像一輛缺乏汽油的車子，怎麼發也發不動。

「所以我，還是喜歡你呀。」接著我的疑問，他回應我。

「……為什麼？我以為，你可能會選擇離開。」我驚訝地問。

「離開？陪你、喜歡你，都來不及了，怎麼可能離開？」他疑惑地說。

「可是……我不是一個正常人。」面對他的提問，我吞吞吐吐地說。

「說實話，我看不出來你與正常人有什麼不同。在你鼓起勇氣跟我說了那些之後，我也並不覺得你奇怪。唯一有的，也只是心疼而已。

「心疼你，這麼久以來都在壓抑。

「所以可以的話，以後，請讓我來陪你。

「你……願意當我的女朋友嗎？」

聽他一字一句地說著。我抿著唇，感受到有些溫熱的淚水流淌而下，而在滑落到鎖骨之際，我用接近氣音，卻又不至於聽不到的聲音回：

「我願意。」

＊＊＊

幼芽終究在每日勤奮地澆灌下，冒出了些許新葉，又在梅雨季的滋養中，逃過了土石流的威脅，在此刻，開枝繁葉。

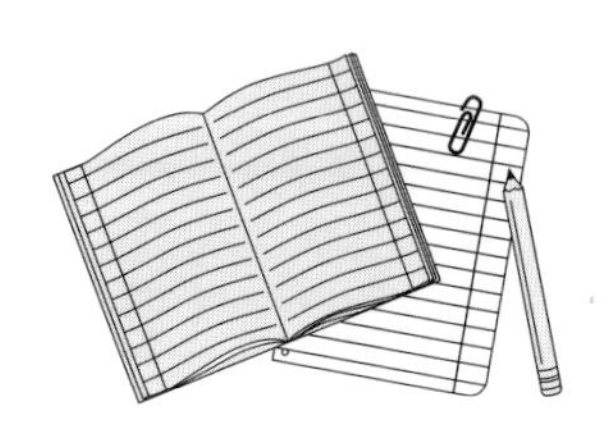

我想，我能體諒

我想讓自己快一點長大。

從小學開始，我就覺得我比同齡的人還獨立、成熟許多。

非誇耀，也非所想，而是因為身處的環境，以及強迫症的到來，使我那尚未成熟的心靈被迫長大。

因為父母工作繁忙，平常我和哥哥是交由爺爺奶奶照顧。爸爸每晚會過來幫我們簽聯絡簿，之後再返回，與媽媽同住。

關於媽媽，我一週只會見到她兩天。

那是在週末。順利的話，的確如此，但倘若遇到她繁忙或有其他活動時，兩、三個禮拜才見到一次面，也並非罕見之事。

所以小時候，我總是期待著週末。除了放假的喜悅，也代表那天可以見到我的媽媽。

但隨著時間流逝，那樣的期待、那樣的興奮，也在母親臉上疲憊、工作焦慮繁忙的沖刷下，蕩然無存。

＊＊＊

還記得那是在小學，一個夏日的夜晚。我拿著前幾日爸爸新買給我的玩具，一個可以發射到天空的竹蜻蜓，蹦蹦跳跳地跑到媽媽面前。希望媽媽待會兒可以和我、爸爸一起去玩。

就在我興奮地望向她，表明我的意圖後，她隨之而來的一句話，瞬間澆熄了我所有興致。

「媽媽工作很累，週末想好好休息。你請爸爸陪你去，好嗎？」

「喔……嗯。」

我很難過，其實。

難過到，最後雖然還是出去玩了，但因為沒有媽媽的陪伴，而賭氣地不說一句話。連看到鄰居的微笑、點頭示意，我也不願意打招呼。

很幼稚，我知道。

我並非不能理解，也明白陪伴不一定是要一起出去玩，或是一定要以什麼形式的相處，才叫做陪伴。

但那時的我，就只是以為在我為數不多地提了這種要求後，媽媽會願意跟我去的。

我並不是每一次都要媽媽陪，也不是常常出去，而就只是單純地想一起玩一下。就算時間不長，也至少可以共度快樂的時光。

「就只是……那樣而已。為什麼連這一點時間都不給我……為什麼？」返回家後，我賭氣地走上樓梯時，心裡仍是委屈和生氣。

也是自從那次的失望之後，我對於見到媽媽的期待，變得沒有那麼多，後來更是因為家中金錢的一些困境，讓爸媽時常起紛爭，而我也因疲乏於看到那種場面，變得愈來愈不想回到那個家。

有時候，我甚至會覺得，即使幾個禮拜不見面，也沒有關係。

比起見到爸媽爭吵的畫面，我更樂於待在爺爺奶奶家，和他們一起看看電視、遛遛狗……

＊＊＊

我不知道那時候的我，是抱著什麼樣的心態，為何會有不想見到自己父母的想法，又或許是覺得，自己對於他們的困擾無能為力吧。

單憑還在讀小學的年紀，我無法幫助他們解決工作上的焦慮，也無法增加金錢收入來源，更無法在感覺他們可能走向離婚後，做出要跟誰一起生活的決定。

因為我知道，他們很愛我和哥哥。就是因為愛，才會那麼辛苦地工作；因為愛，才會苦惱到起爭執；也是因為愛，才會不停地想給我們最好的。而媽媽自己，即使身上穿的衣服已經被洗滌到褪色和邊角有些殘破，她也不願意扔掉，買新的。

但就算知道這些，我想我那時候，就還是有些任性的，單純地想要他們多一點的陪伴。

但也就是因為明白，所以被迫地想讓自己快一點長大，好讓我不要總想依偎著他們。

也因為這樣，不知是從何開始，我對於自己所遭遇的事情：學業上遇到的困境、人際關係的疑問、煩惱，以及強迫症的病症和焦慮，都不會，也不願意透露給家人。

我總覺得自己能解決與承受，也覺得那種微不足道的小事，不值得拿來一提，而強迫症也在我那樣自以為的心理下，漫無目的地順利滋長了七年後，才第一次被我透露給別人知道。

可我想，那也是我自己的選擇。

不怪誰，也不想怪誰。因為我十分明白，我得到的愛不亞於任何人，爺爺奶奶給我的細心照顧，和父母為了自己孩子努力工作的那份心意，我都感受得到。

＊＊＊

誠實來說，我並不覺得提早成熟有什麼不好。

只是比同齡人，少了那一點小時候純粹、單純地和家人一起玩的回憶而已。不是完全沒有，而就是，少了那麼一些。

但沒關係，我知道你們在，那就夠了。

你們做的，已經很好了。

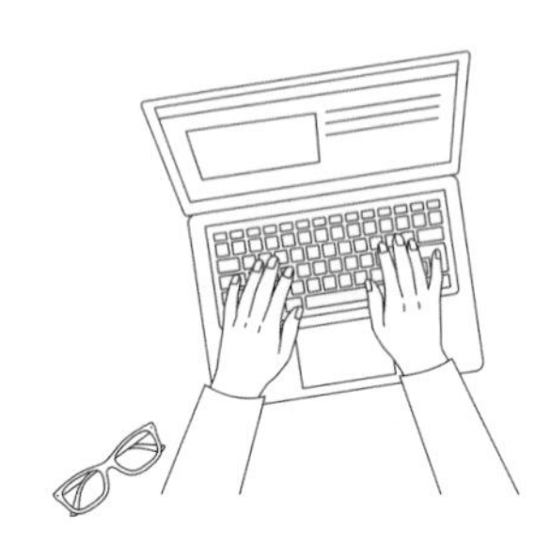

意外插曲，毀壞一切的白色恐慌

「怎麼這麼小就要來看這個！」是壓垮我的最後一根稻草。

在就醫之後，我曾經以為我沉重的壓力包袱，也能如同幕簾般緩緩升起，但卻沒注意到那鬆動的鎖頭、做工粗糙的接線，正暗示著危險的降臨。

看著手心上的白色藥丸，我竟陷入前所未有的恐慌。

「吃藥就是有病。你看他們看你的眼光，是不是很奇怪？別吃了吧。」它在我心裡，對我這樣說。

像個恐怖情人般，為了留下我的心靈而不擇手段。什麼自然界的自然療法、不用吃藥會自己好的念頭，它不停灌輸在我身上，為的就是讓我放下手上的那顆白色藥丸——百憂解。

我知道，我其實有機會好轉得更快，但我放棄了，只因我想讓自己顯得更正常一點，好讓別人不要視我為怪人。

畢竟我的心裡，也漸漸無法接受這個需要靠吃藥來治癒的身體。

而顯然，這樣的做法，只是讓它變本加厲地重生，更肆無忌憚地抓破我的心房。

＊＊＊

不過，說實話，使我放棄吃藥，除了上述的「病魔的挑撥離間」之外，還有一個原因：「別人的眼光」。

其實，我以為我會好的。如果，你們沒有說那些話的話。

有一次，我鼓起勇氣跟某個很好的朋友，講了我有強迫症這件事。雖然他不是第一個知曉的，但那時知道這件事的人，也是屈指可數。

在我跟他解釋了症狀之後，他隨即用半開玩笑的音調回我：「你這根本是有病吧！」

空氣像是瞬間凝結一般，我有些愣了愣的。

我不再回話，只是逕自走到座位上。

我將頭埋進外套裡，因為這可以使整個視線都籠罩在屬於我的保護色中，更可以藉由外套的觸感，讓我誤以為有人在擁抱我的不安。

但，我仍舊徬徨、失措。

儘管我知道，朋友說的那句話，只是個玩笑，只是一個自然的反應。

但在當時的我看來，更像是玩笑的，是一次又一次把我送進危險深淵裡的自己。

原來，聽到這種話，我還是沒辦法接受，更無法釋懷。

明明我在心裡已演練了好幾遍，但等到真實發生時，我卻仍像個涉世未深的孩子，毫無招架、反駁之力。

不過，真正壓垮我的最後一根稻草，是在某一次去看診的時候。

當時，我正坐在等待區。耳邊時不時傳來後面兩名婦人竊竊私語的聲音，當叫到我的號，我站起身時，我聽到了其中一個人，用有些浮誇又驚訝的語氣說：「怎麼這麼小，就要來看這個！」

當時，我不以為意。我逕自走進診間看診。

但在診斷結束後回家的路上，那一句話，卻不停地繚繞在我的腦海裡，也像強制回憶一般，婦人講那句話的畫面不停在我眼前播放……

＊＊＊

「我告訴你，你不要太過分，作息不要老是這樣亂七八糟，然後才變成這樣……」驀然地，在前方駕駛的爸爸突然開口，打斷我重複的強迫症思想。

一直到此刻，我仍舊不明瞭當時爸爸為何會突然對我這麼說，也不知道為什麼他突然責備那時宛如擱淺一般，絲毫無法動彈的我。

也許，爸爸是真的累了吧？畢竟沒有誰照顧病人不累的，他也不例外。

但除了體諒，我的心裡真的是極度低落。那是憤怒，也是無助，更是感受到不被理解，會覺得爸爸刻意用一個理由，讓我覺得我的病是自己一手造成的。

繁亂的話，像是亂碼，不停跑出來。沒有反駁與爭論，只有抵死不從的眼淚，不停地在眼眶打轉，但也倔強地不願落下。

這時，我嘆了口氣，用微弱到幾乎聽不見的聲音。

「放棄吧。」我對自己說。

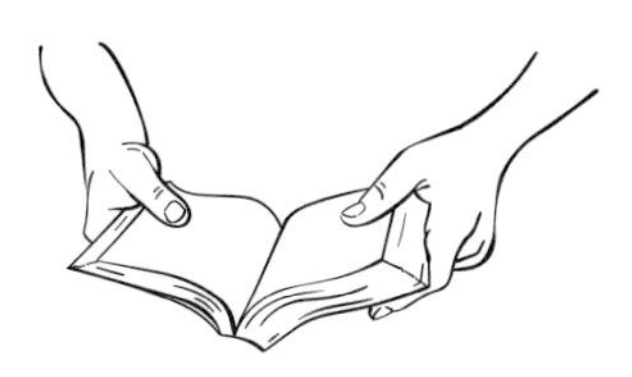

多重修復，挽救一線生機（上）

他明明什麼都還沒說，卻也什麼都說了。

那句我對自己輕聲說的三個字——「放棄吧。」讓我開始習慣半放棄自己。

原來，我並沒有想像中的堅強，或者一個人，一直堅強下去。

持續了幾個月的落寞，讓我又一次認為人生會一直這樣下去，所以慢慢看透不被接納，讓自己認同所有批評，並學會更稱職地戴好面具，內心繼續行屍走肉地活下去。

但這世界，卻比我想像中的複雜。

總會有那麼個人中止你的計畫。這突如其來的拜訪，讓明明已籠罩了白色恐慌的廢墟，仍舊擋不住他堅持探索的心。

我無奈地替他戴上防毒面具，給予通行證，准許他進來這如同剛打完戰爭，正被敵軍占據，而戒備森嚴，卻也荒亂不堪的領地。

並預料他在窺探我的內心世界後，會被這塵煙瀰漫又近乎破敗的地方，嚇得倉皇逃離。

但事實，卻不如我所想。

「我不會覺得你很怪呀，以前我也有朋友有類似的情況，我們也都跟他玩得很好。再說，我根本看不出來你有強迫症，不用擔心誰會覺得你很奇怪。你很棒！」

這段文字，是某個朋友在了解我的情況後說的話。

雖然朋友是透過螢幕打字，但那時我已然模糊了視線。

我看不清楚鍵盤上的按鍵，只能吃力地打下：「謝謝你。」

「好難過⋯⋯真的好難過。」我低著頭，放聲大哭起來。

明明應該感到解脫的事，卻讓我意外地陷入憂愁。

我突然發現，我根本搞不清自己的內心。

直到冷靜後，我才意識到，其實我根本不是不開心，而是害怕這樣的理解。

畢竟以前，當我的內心被窺視一番的後果，許多都不盡理想，加上我心理本身的巨大壓力，使我漸漸形成了自己不應該被認同的意識，所以連朋友那樣簡單的善意，我都無法馬上接受。

說來可笑，我真是一個很矛盾的人。

在沒人理解的時候自我孤獨，對世界感到失望；而在有人帶著暖光照臨時，我卻抗拒著被發現，拚命地想往更深處的內心逃離。

縱使知道這樣不對，我卻無法控制恐懼。我擔心再一次的失去，我擔心又會被丟棄，我擔心信任又會成為一個笑柄。

封閉，仍舊戰勝了自我，成為我內心的代名詞。

可奇怪的是，在這之後，一個又接著一個人，闖入我的內心。他們是如此的開朗和溫暖，是如此地關心著我。

不論是同班的好友和男友，在知曉我的病情後沒有逃離，反而不厭其煩地鼓勵我；又或家人後來在更了解我的病症後，給予我的諒解、包容，對於我的強迫行為，不以異樣的眼光看待，也給予我時間與空間，這些都讓我在白色恐慌後近乎破敗的內心，一點一滴地修復起來。

而其中還有一個人，是我的貴人。他是指導我寫作的蔡淇華主任。

還記得當時，我正為投稿文學獎的主題苦惱，而剎那間，強迫症的病狀又開始作亂。但就是那樣的焦慮，卻成為我靈感的關鍵，因此我忽然有個想法：「主任是一個那麼愛寫作的人，一定也喜歡聽故事，也許在聽到我的故事後，能給予我一些意見吧？」

果不其然，在我與他談的時候，強迫症經歷只講到第三句，我就發現他的眼神在發光，跟那時醫院的醫師一樣，是充滿希望與驚喜的目光。

他明明什麼都還沒說，卻也什麼都說了。

也是在那一刻我知道，也許我真的找到自己適合的題材了，而那個題材，正是困擾我心中許久的夢魘——「強迫症」。

可隨即……「又來了。那種感覺，又來了。」

面對主任期待的眼神，我卻只能強裝鎮定地，回以一個禮貌的微笑。

我心裡，好慌。

因為我十分明白，如果真的寫出來，那無疑又是將自己所有醜陋的傷疤、尚未癒合的傷口，以及不知道何時才會好的，那個強迫症夢魘展露給大家。

「也許只會有幾個評審看到，但如果，我真的得獎了呢？那看到的人，會有多少？在我不知道的背後，會對我的文章加以評論，甚至直接光明正大嘲笑我的人，又會有多少？

「我只是不想，再親手把自己推進，那道深淵了而已……」

沉默了片刻，我終於開口。

我對主任說：「謝謝您，我回去會再想想的。」說完，禮貌地點頭示意後，我仍舊盡力保持微笑，轉身走出辦公室。

「想想，再想想吧。」我對自己，小聲地說。

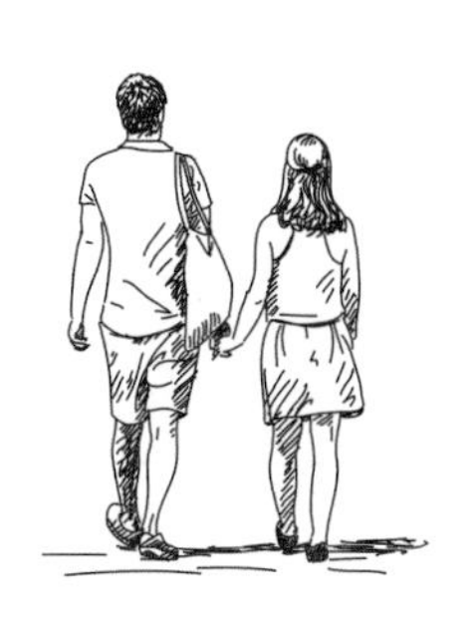

秋風輕撫，
終於習慣不再遮掩那些傷

不管重複幾次，男友都會陪我走。

「呃⋯⋯抱歉，等我一下。」懷著有些歉疚的語氣，我撒開好不容易牽起的手，有些快步的小跑到學長身後，那個我們剛走過的路。

其實我猶豫了很久。縱使知道他了解我的病症，卻還是擔心如果真的見到我病發時的強迫性行為時，他會怎麼想。

會不會其實，他也沒他想像中的偉大？

我不知道，但我仍是抱著一絲僥倖。拋開平常的束縛，不顧他的眼光向後頭走去，再重新回到他的身旁。

有些慌張的，我緩緩抬起頭，凝視他的瞳眸，妄想讓沉默，融進那帶有些棕色，卻依舊深邃的雙眼裡。

「有好點了嗎？」輕聲地，他開口。

「嗯，抱歉。」像個做錯事的孩子。

我低下頭，雙手緊攥著衣角。

聽著他溫柔的聲音，我對剛剛竟然懷疑他而感到愧疚，也對自己突然放開牽著的手，做出這一系列奇怪的舉動，感到厭煩。

儘管我知道，那不是我所能控制的。

「不用道歉，但以後，讓我陪你走，好嗎？」他邊說，邊輕輕牽起我的右手。

輕微泛起紅的雙臉，我感受到耳朵溫熱的灼燒。

看著那被牽起的手，我緩慢地抬起頭，視線從衣袖、領口，再到喉結，然後是唇、鼻尖，最後回到了眼眸。

視線慢慢地移轉，像是拍特寫照一樣，我努力地記住這一刻，每一個細節，每一寸肌膚。

他笑了，寵溺地笑著。

「想什麼呢？」望著我有些放大的雙眼，他伸起另外一隻手，輕撫著我的頭。

「呃……你。」

「嗯？」

「這樣摸是把我當狗嗎？」

突如其來的一句，有些震懾了他。

很破壞氣氛。我知道。

但想也知道不喊停，等等就不只牽手了。我的初吻還在啊，好歹讓我做好心理準備吧。

總而言之，後來就在我們相視、錯愕了幾秒後，以大笑作結這場鬧劇。

在之後的每一天，我愈來愈習慣著他的存在。

默契地一起往回走，假裝是有什麼東西忘了拿，或是假裝聽到有誰在叫我，左顧右盼了一番，再往前走。

耐心地等待我一遍又一遍地重複執行某些動作，並在我完成的那一刻，輕聲說了句：「辛苦了，一起去吃飯吧。」

溫柔地在我仍不敵日常生活和強迫症的焦慮與不安時，用雙手環抱著，輕撫我的頭，然後說：「沒事呢。別怕，我在這裡。」

一切的一切，是碎片，卻也在每日不停的修復中，慢慢拼湊成癒合的藥布，撫上殘缺不堪的傷疤。

＊＊＊

一年多後的某天，秋風輕吹起髮絲，我看著身旁的他，看著不遠處的咖啡廳，還有映著光害，卻仍奮力發光的零星。

「好想停留在這一刻。」我說。

「不知道為什麼，好安心。

「也許是恰好的微風，也許是等等要吃到蛋糕的喜悅，又或……」

「嗯？」聽著我未說完的話，他疑惑地看向我。

「也許，是因為你在這裡。」

說完，我飛快的撫上他的唇，然後小跑著離開。

留下有些錯愕的他，呆愣在原地。

「不快點，就吃不到蛋糕了喔！」我望向身後的男友大喊。

那一刻，我突然發現，剛剛小跑的那一段距離，我並沒有被迫又重返一次。

也許悸動，震懾到的不只有他，還有我自己。

但無論如何，我明白：不管幾次，他都會陪我走。

而我也終於習慣，不再遮掩那些傷。

＊＊＊

繁葉也有枯萎的季節，如同現在，那不是最美的時候，但她知道有個人願意等，又或，不管什麼時候，那個人都喜歡。

所以她不再害怕，這一次，就連看著自己泛褐的葉片，她也找到了美。

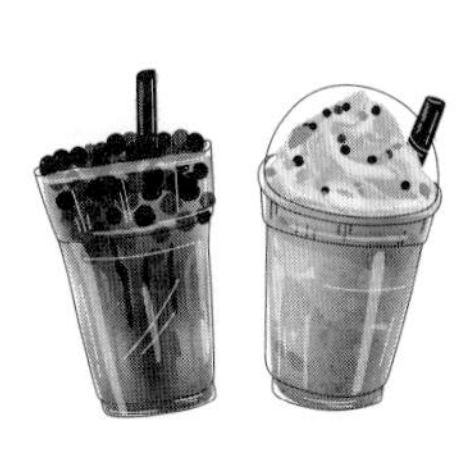

魔法般的包容之術

家裡「多了一個病人」？

在家人陸陸續續更加了解我的強迫症後，很奇妙的，我的生活並沒有出現多大的變化。

除了有時候的關心，其他時刻都與以往相同，並沒有因為「多了一個病人」，而讓生活出現莫大的改變。

是刻意而為，又或真的不在意？我並沒有被迫面對以往自己擔心會發生的事情：被抓去研究、被冷眼相待，又或在別人眼中被視為怪胎。

「好像什麼事都沒發生一樣。好安靜。」

但我能感覺到，家中總有一股神祕的氣息圍繞著，像是薄紗清透著肌膚，沒有負擔，有時甚至輕到沒有存在感。

宛如偵探福爾摩斯般，我仔細地觀察看似平靜的家。

望著表面上無異樣的家人，我嘗試從他們的肢體又或言語中找出一些蛛絲馬跡。終於，我發現了這股神祕氣息的「名字」。

＊＊＊

雜亂的箱堆中，因為大掃除而埋首之中的我，努力地把一些舊東西整理、分類。不意外的，因為強迫症的干擾，而讓我必須一直重複洗手，導致整理的速度愈加緩慢。

也許平常我還能不那麼在意我的強迫症，但今天我身處的地方在客廳，旁邊還坐著爺爺，那個在我小學時，常因為盯我寫功課而生氣的「老長官」！

看著我不停地來回起身、洗手、坐下、起身、洗手、坐下……餘光中，我偷瞄爺爺的眼神，然後我發現……

「他在看我他在看我他在看我!!!」

我的腎上腺素在此刻飆升，腦中的警鈴也大響。

我越發地不安和焦慮，但也明白自己無可奈何。

我只能假裝沒事地繼續大掃除，任憑腦中的思想和情緒扭打在一起。

正當我又一次起身去洗手回來後，以為爺爺終於看不下去，要開口唸我時……

我：「……」靜靜地看著爺爺若有所思的表情。

爺：「……怎麼了？」

我：「蛤？喔……沒事啦。哈哈哈哈哈。」

尷尬地撇過頭。

我疑惑著，總覺得哪裡與平常不一樣。

後來類似的事情發生過許多回，就連我在其他家人面前因強迫症而不斷重複動作，他們也都裝作沒看見一樣，若無其事地生活。

＊＊＊

「未來也請多指教，『包容』。」微笑著，我想。

對，沒錯，那股神祕氣息的名字便是「包容」。

說來也許荒謬，但就好似魔法般，我的家人對我使出了「包容之術」。

他們像是知曉我內心的感受，在看到我的強迫症發作時，不僅沒有以往的不解和叨唸，對於我的行為，也更有耐心地去了解。

他們甚至做到不在意、不投射異樣眼光，也不會有過多的關心和過問，一切的一切都十分地恰到好處，讓我能夠不那麼焦慮和顧忌。

也許把我當成正常人一般的相處，這樣的作為，對我來說，便是一種莫大的包容。

「我愛你們，也謝謝你們。」又一次，我在心裡開口。

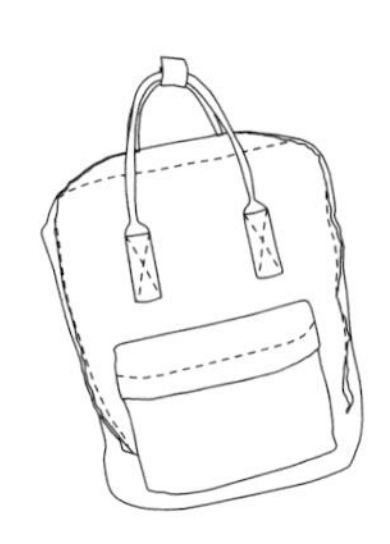

重生（下）

不只別人接受了我，我也開始接受這樣的自己。

「等一下。」看著準備離去的我，蔡主任突然開口。

「？」在聽到聲音的那一刻，我立即停下腳步，回頭看著主任。

「你在猶豫，對嗎？」看著疑惑的我，他開口。

「嗯。」微微一笑，我回答。

他也回給了我一個微笑，然後開口：

「生命的缺口，即是出口，那是光照進來的地方。

「我知道那很難，但是我希望你試著把自己的強迫症經歷完整描寫出來，把你人生缺口的地方變成迎光之處。

「那樣也許，幫助到的不只是你自己，還有同樣深陷強迫症之苦的病患，以及他們的家屬。」

就是這樣的一席話，讓我突然增加了信心與安全感，也讓我回想起以往的某一刻——

那時我已經忘記是第幾次，我倒臥在無助的重複困境中。我拚了命地抓住自己快墜落的靈魂，告訴他：「如果你好起來了，也要幫別人。不要讓其他人跟此刻的你一樣，那麼痛苦。」

只是在時間與絕望的沖刷下，我已然不覺得自己能做得到。

可現在，我想試試看。

義無反顧地，我開始落筆，將以前膽怯與封塵的記憶一層層地掀開，沒想到靈感竟如泉湧般流出。

在最後提筆寫下句點時，我竟發現自己的眼眶溼透，雙頰變得有些紅暈。

短短的幾個小時，我回顧了自己的一切。

畫面如跑馬燈般，一幅幅閃過。那個跪倒在洗手台旁的夜晚、有些滲血的手腕、被藤條劃過皮膚、被異樣眼光掃視的神情，又或是微笑的理解及接納後的回覆、默默裝作若無其事而包容的大家、毫不猶豫接受我的朋友們……從深淵，緩緩上升；從封閉，到默默揭開。

＊＊＊

「你很棒，我一直都相信，我一定會再見到你……」

筆末，一道聲音響起，那不是別人，正是我自己，且是那個真正的自己，雖仍是有些虛弱而渺小，但我已無比感激。

那時我發現，不只別人接受了我，我也開始接受了這樣的自己。

「好久不見，今後還請多多指教。」

微笑的，我說。

＊＊＊

自那之後，我並沒有停下想要幫助更多人的腳步。我在主任的鼓勵下，開設了粉專，在粉專分享我的強迫症故事與其他議題，並同時透過讀者的私訊、聆聽他們的煩惱與困境，陪著他們一同走過我曾看似艱困、不可能走完的道路。

也是在那之後的某一天，我接到了寶瓶出版社的寫書邀請，他們也希望，我能將自己的病症經歷書寫出來，讓更多人能了解這種病症，同時，讓身處在困境中的人，能夠知道自己並不是一個人。

在十分訝異與驚喜之際，我毫無猶豫地開啟寫書之旅。

在筆末，我想和看到這裡的你們說：

「不論是給予我希望和鼓勵的大家，或是讓我有了目標，而使我想不停前進，去幫助更多人的你們，都是讓我重生的一束光。

「而在其匯聚、合成耀眼到足以形成一條道路的那一刻，是無以言喻的感動。

「以後的路，可以的話，讓我的文字來陪你們走吧。

「不管有多難，別怕，我都會在。」

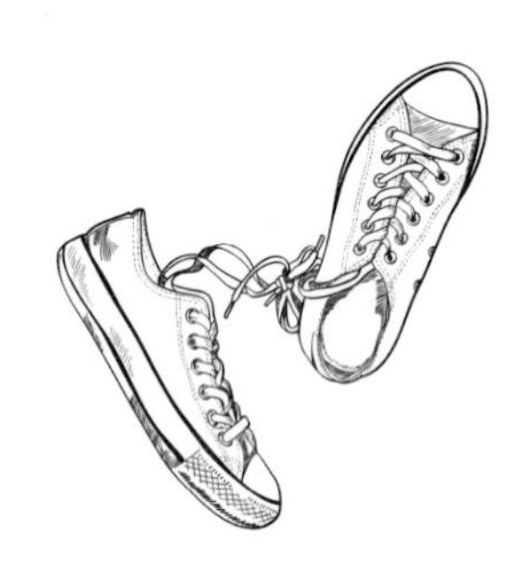

凜冬時節，即使離別，也還是感謝你的出現

「就到這裡就好了。」輕輕地，我放開他的手。

有一部分人，在冬日裡，享受那寒冷，卻能窩在對方懷裡的浪漫；但有一部分人，卻用冬日輕飄的細雪，作為提早完成說過要一同白頭偕老的誓言，因為他們知曉那份承諾無法真的履行。

「就到這裡就好了。」輕輕地，我放開他的手。

淚流不止，我卻仍是用盡最後一點力氣，想擠出個微笑給他。

＊＊＊

兩年多的戀情，說長，不長；說短，也的確不短。

不是有多大的爭吵而造成如今的局面，而是在每一天的相處，每一次的小不合中，看出價值觀不合的問題。

在協調、溝通無數次，也發現見到他的那一刻，心裡不只有開心，還有對一直沒改善的問題感到耿耿於懷，甚至是到憂慮與無力的程度後，我知道，也許這樣對誰都不好。

「我不應該把期待加諸在你身上，不是你不值得，而是我本身也許就沒有資格那麼做。

「的確，在外人眼中，我看來是在幫你，但只有我和你自己知道，這樣只是造成雙方都不開心。

「也許你在乎的東西和我看重的不一樣，所以每一次我的苦口婆心或想方設法改善，只是多造成了你的負擔。

「我很看重上進心，雖然知道那不是人生的全部，又或者和我說的一樣，我們只是在乎的東西不同，但，兩年了，如果真的可以不在乎的話，那我想我早就能釋懷。」

那是在分手之際，我曾對他說過的話。

他很好，真的。在作為一個男友的角色上，他用盡他的溫柔來包容我的脾氣和一切。

雖然是學長，但大多數時間比較像是我陪著他長大，他陪著我走過焦慮和不安的低潮。

是他在每一次我自信缺失，認為自己做不到的時候，毫無條件地信任我。

我曾問過他一句話：「你覺得，我做得到嗎？」

「當然，一定做得到。」他抬頭看向我，堅定地對我說。

「我都還沒有說要做到什麼耶。你應該不是在敷衍我吧？」邊說邊微笑，我望向他。

「才沒有呢。我只是覺得，如果是你的話，一定沒問題。」他望著我微笑的眼神，又一次，用寵溺的笑容回答。

但即便這樣，存在的問題，跨不過去的坎，依然如故。

我很明白，若再堅持走下去，那些在一次次小爭執與不合中，慢慢消耗掉的喜歡並不會回來，更有可能的，是在燃盡之後，轉化成撕破臉的局面。

也許我說得過度篤定，感情這種東西誰也說不準，但也是因為說不準，所以我選擇看重此刻的感覺。

我想以另一個身分，以朋友的角色，在他需要的時候存在，那樣不會過度放大檢視任何缺點，而僅是單就於他的難過，給予需要的安慰和幫助而已。

這才是我想給他的。

也許這才是，我們適合的相處模式。

「以後，也要好好的。」在移除Instagram個人介面上對他的標記後，我寫下。

謹獻給：那位陪我度過高中大半時光，為我青春戀愛的那一頁，渲染上四季唯美色彩的學長。

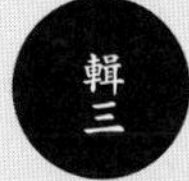

我的強迫症

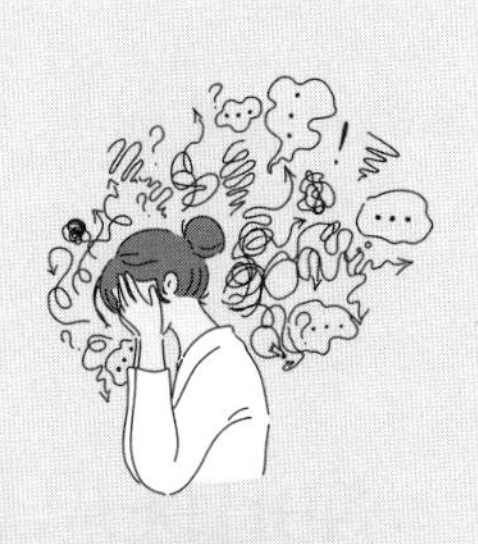

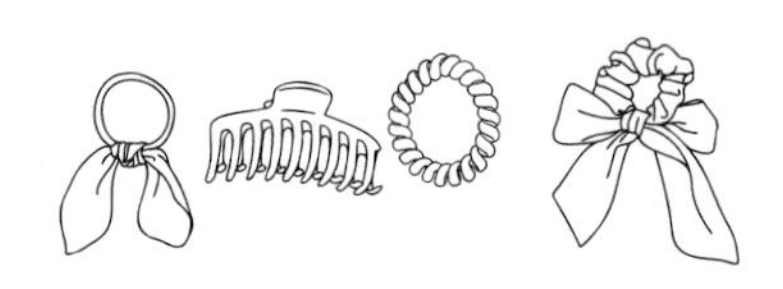

強迫性思想——那跳不過的五秒廣告

沒有雨後的彩虹，只有努力地撥去層層的雲而已。

強迫症主要分為「強迫性思想」以及「強迫性行為」兩種症狀，有些人只會有其中一種，而像我，則是兩種都有。

我先說明「強迫性思想」，下一篇再接續解釋「強迫性行為」。

「強迫性思想」，簡單來說，就是一些不停侵入腦中的想法。面對這些思想，患者沒辦法拒絕它的來臨，也沒辦法決定那些想法的組成，只能像個傀儡一樣被操控。

舉一個我常提的例子：大家在YouTube上看影片，影片之前是否都會出現一至兩個要看五秒，否則不能跳過的廣告？強迫性思想就有點像是那個廣告，但可怕的是在強迫症裡，連「五秒略過」的按鍵也沒有。

患者只能任憑它在腦海裡重複播放著那些不堪與罪惡，然後靜靜地等待它差遣，因為逃避、掙扎只會愈陷愈深。

以下，是我的強迫性思想類型：

一、毫無止境地懷疑自己

每完成一件事之後，我的腦海就會開始懷疑，我是不是真的完成了？是不是其實我有什麼缺漏……即便再三確認，我還是會深陷在不安之中，因此需要透過重複檢查來減緩我的心情。

另外，當我看到有兩個人在竊竊私語，或是別人在講話，當我經過時，卻突然盯著我，那麼，我腦海就會衍生出許多劇場，例如：「他們是不是在講我壞話？」或是「我哪裡不好嗎？他們為什麼用那種眼神看著我？」等等。

以上這兩種情況雖然不一定是強迫症的人才有，但因為我在就醫時，醫師特別詢問我是否有這樣的症狀，我才意識到這與強迫症也是有關聯的。

二、攻擊與殺人

這一點在典型的強迫症以及網路上的資料，大多是表示會不受控制地想像自己傷害了別人，甚至是有不小心致人於死地的想法。

不過，對我來說，這樣的狀況雖然有，但比較少，反而是威脅我，如果不照著它的要求，例如再走回去洗手或關門等，它就會去傷害我在乎的人，然後使我愧疚不已，因為我會認為災難是我造成的，這樣的狀況比較多一些。

舉一個具體的例子，例如今天早上爺爺騎車載我去學校上課，他再騎回家，我的強迫性思想就會在我上課的時候突然出現，並告訴我：「去洗手，不然你的爺爺就會在回去的路上出車禍，而這些都是因為你沒有聽我的話造成的。你要負責。」

接著，我就會因此感到焦慮與不安，甚至有好幾次我都因為太擔心了，而找藉口打電話回家，確認爺爺是不是還好好的，我才能繼續上課。

三、褻瀆神明

這一點相較於前面兩點，可能比較抽象，但簡單來說，就是神明在我們的生活中是占一個很崇高的地位，我們尊敬並且供奉祂，所以理當嚴肅地看待。

我也是一樣。對於神明，我出自內心地尊敬，但強迫性思想卻總會逼迫我把神明與「性」有關的東西聯想在一起。

這讓我覺得自己很不潔。我怎麼可以如此不敬地對待神明？接著迫使我藉由重複洗手，來消除罪惡感與想法。

四、性的想像

最後的這一點，常會頻繁地出現在各種嚴肅的狀況裡，例如上述提到的神明或有人去世等，當然在平常也會發生，但最讓我焦慮的，通常都是在比較肅靜的場合。

因為我會覺得這不應該是我會有的想法，而一直出現「性行為」或是其他性方面的想像，會讓我覺得我很不尊重神明、死者，以及我會覺得自己是一個思想很不潔的人，於是必須藉由重複洗手或其他動作，以去除想法，並緩解情緒。

以上四點，是在我心中占據最大多數的強迫性思想。

不過，每個人的症狀都不大一樣，甚至有人是沒有強迫性思想，而只有強迫性行為。

或許某些人在了解後，會覺得我們是因為心裡本來就不純潔，或是自己想有那種想法，才造成的。

但事實是，如果我們不是被逼迫的話，我們還會那麼痛苦嗎？如果這不是一個不屬於我們的思想，我們還會感到罪惡嗎？

正是因為我們無法控制它的侵入，無法放任自己成為強迫性思想所說的那種人，才會一而再、再而三地聽它的話，去藉由洗手或是重複動作，來消除那些不安與焦慮。

儘管理智告訴我們，不需要這樣做，但還是會為自己有這樣的想法而感到愧疚與抱歉。縱使不是我們自願的，但那些想法也的確來到我們的腦海中，並且逼迫我們要負責。

我愛我在乎的人，也尊敬大眾所遵從的，所以才會想保護他們。

就算只是一個我腦海裡的強迫性想法，可能不會真正傷害或詆毀我愛的人，以及就算反覆洗手，也不一定能解除危機，但我覺得也不可以因為我的一次不洗手，而造成噩夢成真。

所以在這裡，沒有雨後的彩虹，只有努力地撥去層層的雲而已；儘管我們都知道，背後不一定有陽光。

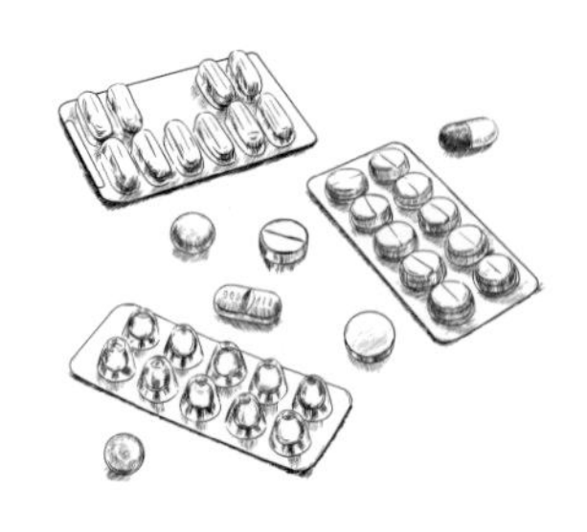

強迫性行為——怪異的踢踏舞者

我用力跳好每一拍，卻只換來毀壞踢踏舞者名聲的劣跡。

強迫症對於我而言，除了心靈上的輾壓，還包括了肢體的束縛。

那些不停重複的肢體語言，是體現了威脅下的懦弱和屈服，是為了心安而勉強自己，是為了，保護那些原本就安全的家人。

在眾多的強迫性行為干擾下，我很常不能擁有我自己的意識。

應該說，我知道我可以不用這麼做，但我也知道自己一定會妥協——我會聽從強迫症的威脅。

畢竟「寧可信其有，不可信其無」，我如果拒絕一次，但卻真的發生嚴重的後果，那都是我無法承受與承擔的。

關於我的強迫行為，有許多種，以下會一一說明，但我想先告訴所有讀者：每個強迫症患者所擁有的意識以及行為，是截然不同的。雖然體現出來的動作可能相似，但背後的原因，有可能出自於個體某個心理壓力或者陰影，而非全部病患都是出自於一種因素。

以下解釋我最常有的四種強迫性行為：

一、洗手

洗手在一般人的生活中，是再正常不過的事了，但對於我而言，儘管都是要洗掉不潔，我的不潔卻是物理加上更多心理因素。也就是說，除了吃飯前或是上完廁所後的洗手之外，其他大多時間，是因為自己內心的強迫性思想，而促使我不斷重複去洗手。

在我的腦海中，很常有褻瀆神明或是性方面的強迫性思想，而「洗手」對我來說，便是洗掉那些骯髒的想法與思考，讓我能維持一個「乾淨」的個體。

通常，我會被迫配合著強迫性思想，幻想出一些畫面。如果我不去洗手，這些令我羞愧或是不安的畫面，便會一直存在，直到我妥協，願意去重複洗手後，才會漸漸消逝。

另外，我對於「死亡」也感到很敏感。

小學時，有人跟我講了他母親自殺的事，我的強迫症便讓我對這件事久久不能忘懷。在我的腦海裡，常常出現他母親離開的畫面，然後使我覺得是因為我所造成的，又或者一些不雅詞彙會頻頻出現在那個畫面上，如「性侵」或「妓女」等等；而每次突然有這種毫無邏輯的想法襲來，我都會很不安，因為我覺得這樣十分不尊敬亡者，可是我又沒辦法讓自己停止這些強迫性想法，因此只能用不斷洗手或默念「對不起」之類的道歉來安撫自己。

二、重複塗改

在日常生活中寫紙本的東西時，常常會因為強迫性思想的出現，讓我必須一直塗改。

我還記得，年幼的時候，我在客廳寫作業，那時候因為一直塗改，爺爺看見後，常會訓我一頓，指責我一點都不專心，不斷地塗塗改改，他看了很煩。

而在前文中，也提到我曾經被老師體罰的事，這也是因為當時我寫字時會一直塗改所造成的。甚至於在寫考卷時，也常發生這種情況。明明我會的題目，答案卻遲遲寫不完，不但字跡歪七扭八，還加上一堆塗改的痕跡。最後的考卷分數當然也不盡理想。

我所得到的，就只是無止境的罰寫與數落。

不過，關於字跡潦草，我想應該會有許多人不明白：「強迫症不就是要求完美，字跡工整嗎？」

的確，這樣的說法不能說是錯的，因為我確實遇過不少強迫症患者對於任何事物都要求自己做到十分完美。可是對於我以及與我有著相似情形的人來說，雖然也力求做到好，但往往到最後都發現：「工整」對於我們而言，根本是奢望，加上我以前曾有被體罰的經驗，這更促使我只要寫字一慢，就會感到焦慮，因此只能用最快的方式寫，這樣可以讓強迫性思想少一點，也能減少更多塗改的動作。

三、重複往回走

當我在走路，且有行人來來回回經過身邊時，若這時候，我有強迫性思想出現，那麼，多半都是我對剛剛經過身旁的人的批評。

例如：一個撿回收的伯伯走過我身旁……（我心中的強迫性思想：他一定是很窮、沒念書，才在這裡撿破爛。）（但這時我的自主意識就會對自己說：「我」到底在想什麼？那是什麼有夠沒禮貌的話？撿回收也很令人尊敬，好嗎？什麼叫沒念書或很窮，你有看到人家多辛苦嗎？沒幫忙就算了，還在吵……）

總而言之，就是我的理性會去反駁我的強迫性思想，進而軟化我的焦慮，並藉由往回走（通常會有特定的數字或距離：例如三步，或退到剛剛想法出現的那一步）而消去那些批評別人的話，也表示對經過我身旁的人的道歉。

但尷尬的是，這樣的行為在他人眼中十分難以理解，也最容易造成別人的困擾，例如：脫隊、突然停下往回走而嚇到後面的人等等。

因此，我總覺得，我像極了怪異的踢踏舞者。即使奮力來回踱著步，用力跳好每一拍，卻只換來毀壞踢踏舞者名聲的劣跡。

四、自言自語

在強迫性思想出現的同時，如果不能及時返回之前的動作，我都會以「自言自語」來解決不安。

而那些「自言自語」，常常是「我有OCD，我很抱歉。」「空白……空白……不要再想了！」「打斷哥倫手之心。」等三個種類。

第一種，是表達對於我冒犯的人的道歉，並解釋我是有強迫症，所以才會這樣，請求對方的理解和原諒。

第二種，是我希望自己的腦筋不要再胡思亂想，而藉由對自己說「空白」這兩個字，來達到真正腦海空白的效果。

第三種，是我在之前的文章曾經提到，這是由以前好幾個強迫性思想的轉化而組合成的。

每當有類似威脅我的思想出現，我就會重複這類的組合話語。這在旁人看來，可能毫無意義，而其實我也早已忘卻是哪幾個痛苦的回憶，只知道說這句話，可以讓我短暫地停止思想片刻，所以我會一直重複不停地說著。

以上這四種，是我在日常裡最容易出現的強迫行為，而這些行為多半是為了應付強迫性思想，緩解焦慮與不安。

因此，我的不同，是重複相同，也是重複被威脅，和得到安撫。

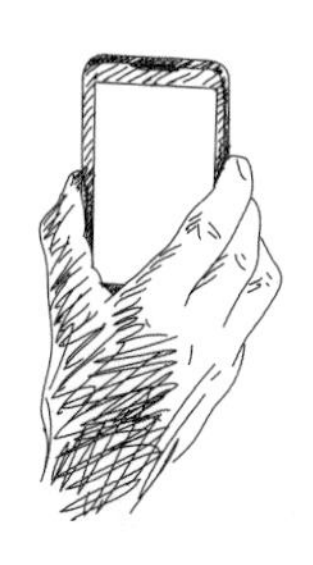

強迫症會遺傳嗎？

恐懼，是造就強迫症茁壯、成長的一大原因。

強迫症是多元病因，來源可能是：家族病史、成長環境、壓力、腦部傷害等許多原因，進而影響腦部功能，而出現某些地方運作上的障礙。

時隔至今，我仍舊在找出自己強迫症的病因。

我努力地從童年的回憶裡，拼湊出些解答。把那些以前看似無關緊要的難過或壓抑喚醒，也期盼能從這些碎片中，找到線索。

但遺憾的，事情並沒有我想像中的那麼簡單。

雜亂無章的思緒憑空襲來，以前習慣壓抑的那些事情，像了無生機的殘物，我找不到半點關係，更別說是要挖掘出真正的強迫症病因了。

「我記得……我也曾經和你有過類似的狀況，但沒有你那麼嚴重就是了。」媽媽曾經說過的話，此刻又莫名地在我腦海中響起。

「難道，就真的只是遺傳而已嗎？」有些無助的，我問了自己。

真的，是這樣嗎？

「有時候看起來無關緊要，但就是容易被遺忘的線索。」

我再次反覆努力地回想，然後，才發現那些曾經被我視為丟臉或恐懼的求助、我拚命隱藏起來的難過思緒、討厭被別人看穿的心思，又或仗著保護自己的名義，不願意去信任別人，而選擇壓抑自己的個性，這些都是在我強迫症病發前，就已慢慢形成雛形的性格。

的確，我承認我還未找到那個真正的源起。我不能否定它可能是遺傳、自己的性格造就，又或單純的莫名而生，但我知道，我的恐懼是造就它茁壯、成長的一大原因。

恐懼求助、恐懼被視為異己、恐懼現在甚至未來，所有的考量都要優先被自己的強迫症限制，所有的一切都要得到它的同意，然後你會發現，你不再是你，你只不過是個傀儡。

你只是擁有空洞的驅體，就連下一代，你都害怕會造就出下一個自己，而提前選擇放棄。

的確，某些研究指出，家族中若有人也患有此病，可能會讓下一代有強迫症的機率增高。而這個結果也讓許多患者擔心，並陷入為難：「我以後到底要不要生孩子？我不想看著他跟我一樣那麼痛苦……」

但其實，遺傳不一定是絕對的原因。由上述的論述即可知，強迫症可能來自於各種原因，而實際上，醫學也還沒有確切的精準證實。

且每一個生命本來就有很大的不確定性，並不是你今天沒有患有強迫症，他就一定不會有。何況人生本就有許多的困境，如果你能撐過來，那是不是代表他也可以？

況且有你這樣一路挺過來，十分知曉該怎麼做的父母，是不是能在他陷入強迫思想的時候，拉他一把，或是提供一些幫助，讓他能夠比較舒緩病狀，不覺得那麼痛苦呢？

很多時候，我們都被自己的考量給局限住了。

有時候不妨換個想法，例如問自己：「有強迫症，會讓我後悔自己努力活著嗎？」

如果不會，那麼又何須去擔心一個不確定的情況？而若你相信自己可以，又為何會覺得他不行？

如果會，那麼你可以思考一下：在每一次的失落中，你都努力撐起自己的原因是什麼，是不是因為還有很多事物值得你去探索？是不是你在潛意識裡，也在鼓勵自己？

或許那個生命，他也很想有自己，也想要有機會去克服、闖出自己的一片天呀！

就像我雖然患有強迫症，家裡一開始也沒有人理解這種病症。縱使我獨自顛簸了許久，也還是不願放棄自己，想要超越自己，為自己的未來而努力。何況是一個本來就了解強迫症的家庭？

其實，我們最需要做的，是建立良好的認知，不要害怕去坦承。在知悉的時候能夠去就醫，也願意去為自己，謀求更好的未來。

若真的不幸地，那個小生命也患有強迫症，你就能夠告訴他，不用害怕；告訴他，這並不奇怪，並鼓勵他去治療，讓他知道有個人了解他、在乎他，並且陪伴他一起走。

「生命的缺口，也能是出口。只要你願意跨過顛簸，為那些光芒，勇敢一次。」

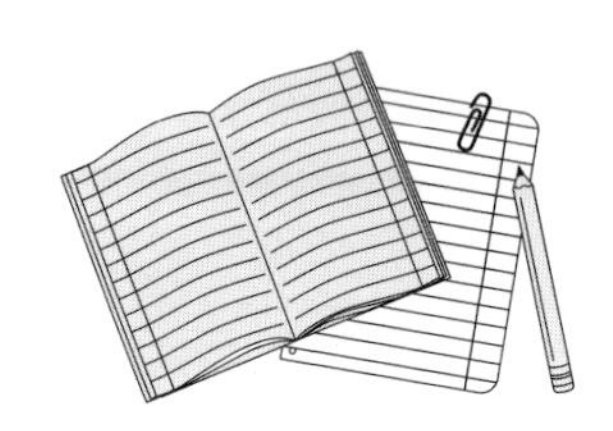

家長與老師如何察覺強迫症孩子發出的微弱求救訊號？

當孩子說：「我好像有精神疾病……」

強迫症患者多數是在青少年或成年前期發病，也就是在開始有病徵出現的時間，多為患者的求學時期，而這也間接代表父母與師長在此階段的影響很關鍵。

因為在這時候，孩童的心靈與身體都還在成長階段，父母與師長皆是教導與陪伴孩子的重要人物，也常常會影響孩童的思想與作為。

若在這時，孩子患上強迫症，他們的心思會變得更加敏感與焦慮，常常會苦於害怕開口，而漸漸地陷入自我懷疑而封閉心理，造成日後越發嚴重的影響。所以家長們要能夠及時發現患者的症狀，並尋求專業協助，就很重要。

至於要如何發現？不僅是觀察力很重要，觀察者本身的行為舉止也很關鍵。我分成三個要點，一一介紹：

一、嘗試把自己想像成間諜

眾所皆知，要成為一名優秀的間諜，最重要的就是不能被發現自己的身分，而是默默地暗中觀察，並完成任務。

這裡的道理，亦同。如果把關注表現得太明顯，反而會造成反效果。因為患者會容易起疑心，以及感到不自在。他們可能會有：「是不是我沒有隱藏好，所以別人才會一直看著我？他們是不是覺得我很奇怪……？」等等的想法，而一旦患者有這個想法出現，要觀察就更困難了。

所以，請以最自然並且自在的相處模式，多留意孩子的舉動，就像在暗中保護他們一樣。

二、注意行為的出現

強迫症患者會出現的外在症狀行為有許多種，以下是典型的三種：

1.重複洗手；

2.重複檢查；

3.重複做已完成的事。

其他的，也有數字的重複算讀、完成事情的時間變長（如：洗澡時間變很久）、要求物品或東西的一定排序與流程等。

這些行為通常都由頻率少到愈來愈頻繁，這也是強迫症愈來愈嚴重的徵兆。若家人或師長發現孩子有疑似症狀出現，不妨多留意。

三、從聊天中汲取線索

有些強迫症患者會在與他人的聊天中，透露自己的不安與焦慮，可能也會半開玩笑地說出類似「我好像有精神疾病」的話，而大家也因為以為是日常的玩笑，而不去在意，但卻有可能錯過患者的求救訊息。

因為大多數患有強迫症的孩子，並不會知道自己有強迫症，而是單純地認為自己有些奇怪，但又不知道原因為何，所以不敢輕易地透露自己的內在；但在焦慮與憂鬱上升時，也會想抒發，所以可能會在聊天時，無意間說出那些情緒。

若平時就發現孩子有一些重複的行為，或是近期孩子的情緒有不穩定等狀況，那麼，在聽到孩子說著類似「我好像有精神疾病」的話時，務必小心看待，因為他極有可能是在發出自己的求助訊號。

四、培養信任感

強迫症患者大多十分缺乏安全感，害怕失去，也害怕異樣的眼光，但若有一個他很能信任的人出現，那麼他很有可能願意主動敘述自己的不安。

所以，家長與老師的陪伴都十分重要，要能夠讓患者感覺到「他是被在乎的，有人陪伴他」，患者才不會心裡患得患失。一個穩定並持續的存在，能讓強迫症患者安心地表達自己。

因為他知道他能夠信任你，也因為是你，所以他願意嘗試說出來，與你一起解決。

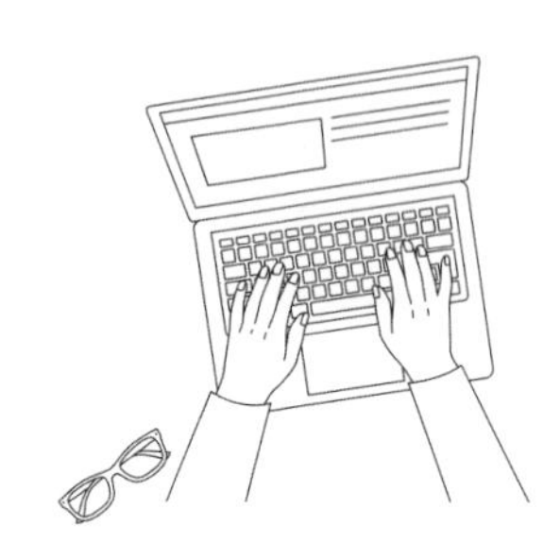

家屬如何陪伴強迫症孩子：三「不」二「要」

強迫症患者最需要的是「適時」的陪伴。

「我很想幫他……看他這樣，我也好痛苦……」一位母親與我在線上聊了一個小時，她不斷重複著這句話。

原來，她的孩子得了強迫症。面對著這個陌生的疾病，她感到不知所措。

原以為只要多去關注、陪伴孩子，孩子就能變好，但卻發現孩子的病情不僅沒有改善，反而更加嚴重。

在和這位媽媽對話的同時，我也發現，許多家長認為的

「幫助」，反而無意間對孩子造成了更多的傷害，所以我在諮詢專家，以及參考自身經驗後，提供陪伴強迫症孩子的三「不」與二「要」。

三「不」：

一、不要過度擔心或關心

若家中有家人是強迫症患者，通常都會很積極地想協助他康復，這是人之常情。但你知道嗎？這樣可能會帶給他更多的壓力。

他會想：「你們都要我好，都很期待我康復，可是我連自己都控制不了，你們的期待，我要怎樣才能做到？」接著越發地焦慮，為自己的重複感到不堪，為別人對自己做的一切感到不值。

然後當看到你們對他投射的那些關注眼光，儘管知道你並非惡意，但那無形中，帶給了他莫大的壓力。

他會害怕無法完成你的期望，同時也對自己無法康復，感到憂慮與厭惡，到最後，便只能學會假裝。

假裝自己已經好了，假裝已經能回到以前那般快樂、正常的生活，不受強迫症干擾。但實際上在心裡的憂鬱愈積愈多，到最後，症狀愈來愈嚴重，整個人變得更加憔悴不堪，甚至完全失去自我。

二、不要將強迫症視為一種人格

許多人認為強迫症是一種人格，其實不然。

「強迫症」與「強迫性人格」並非相同。在一般生活中，大眾所認為的強迫症可能是對任何事都力求完美、東西要擺整齊的「強迫性人格」，而非真正的強迫症。

雖然強迫症中的病症有些也與「強迫性人格」重疊、相似，但並非有強迫性人格的人，即患有強迫症。

前者比較屬於自主選擇，認為自己的行為是正確，並且理性的，本身可能對於自己有高度的要求與習慣。做事力求完美，因此常常會重做，直到無任何的瑕疵與不足。行為是有目的性，並且不會感到不適，或有不必要的想法。

但後者，就算患者本身無此目的或要求，也會因為強迫症而被迫去執行重複思考或行為，以緩解病症帶來的恐懼與威脅。但在做這些重複行為後，並不會感到快樂，也不是有目的性，而單純只是為了舒緩不適感。

此外，有些人會認為強迫症患者的病情來源與持續狀況，是因為患者本身的自制力不夠，因此把自己認為的「正確」觀念，加諸在患者身上，認為這樣，他們就會好起來。但在發現患者的症狀遲遲沒有改善後，反而會惱羞成怒地對待他，甚至責怪：「你的意志力為何如此薄弱？」進而造成患者的病情更加嚴重。

三、陪伴者不要把自己累壞

在陪伴強迫症患者的過程，患者會對於無法控制自己的思想，以及陷入不停重複的迴圈，感到焦慮與疲憊。其實，陪伴者亦是。

不管是在心理上，還是身體上，都面臨身心俱疲。因此，這時陪伴者的耐心會下降，情緒也容易變得不穩。而若又看到患者不斷重複動作，更會覺得特別不順眼，從而用不耐煩的情緒去對待他們，但自己卻往往沒有發現。

許多強迫症患者的心裡十分敏感，他們常常會過度揣測與解讀簡單的幾個字，也會因為你的一個眼神或一句話難過很久。

他會認為是不是當初不讓你知道他有這個問題比較好。因為我們大多的重複動作，很有可能是想保護一個人的念想（例：如果我不一直洗手，我最愛的親人就會死亡），而如果把實情說出來，不僅傷害到親人，也會讓自己變得十分愧疚，反而可能會造成病情直墜而下。

所以，陪伴者也要照顧好自己。睡眠充足，在面對病人的時候，也就能用好的情緒去對待他們。

和諧的相處時間，比身心疲憊地一直陪伴有效許多。況且陪伴者不可能永遠陪在身邊。他們總會長大，總會意見相歧，給予他們良好的個人空間，也有助於未來的發展。

二「要」：

一、適時的陪伴，仍是最重要

上述提到了這麼多，你可能會認為什麼都不行，那麼我乾脆什麼都不要做就好，做多了，還錯。其實不然，強迫症患者最需要的仍舊是陪伴，但卻是「適時」的陪伴。

因為他們很需要有自己的空間去完成「自己的儀式」，但同時，他們的心裡仍是極度孤單，需要家人、陪伴者的默默支持，所以只需要靜靜地陪在他們身旁，讓他們知道你在，那就已經很足夠了。

二、鼓勵接受治療

強迫症的治療，對每位醫師來說都是一個大的挑戰。但我勇於向醫師尋求專業協助後，雖然一開始服藥的心路歷程有些顛簸，也經歷過不少自我的挫折，需要慢慢讓自己認同與讓別人理解，但隨著時間的轉變，在堅持正常地服藥後，我的病情減緩許多。

而在就醫後，家人的陪伴與鼓勵也十分重要。因為許多患者會陷入與我同樣的困境，像是自我否定與懷疑，所以若這時候你能夠適時地陪伴在他身旁，理解他的不安，對他來說，無疑是很大的後盾與支持。

而且現在的醫療，除了藥物治療外，也有行為治療、心理治療等療法。

愈來愈多文獻指出，若能早期治療，有七、八成都有不錯的療效，許多患者也都能恢復正常的生活與工作，所以千萬不要害怕鼓勵患者去接受醫師的治療。

接受診療，並不是體現他們與常人不同，而僅僅是想為了更好的自己而努力而已！

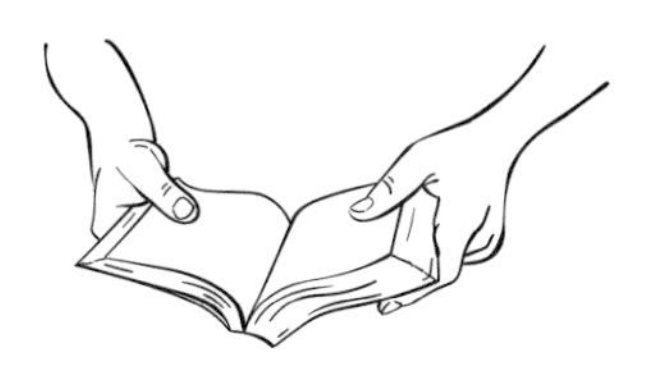

老師如何陪伴強迫症孩子：三「要」一「不」

要讓他知道——「你會一直在他身旁」。

在前面的文章中，曾經書寫了我因為被敬愛的老師誤會而挨打，那樣的經歷對於年幼的我來說，無可避免地造就了極深的陰影。

但我仍知道，那不完全是她的錯。

因為，是我先封閉了自己。

每一刻，我都很努力地在控制自己，不讓自己的行為展露怪異；努力地裝成正常人，好讓自己能交到朋友。

我從不知道該不該去為自己的行為解釋什麼，因為連我自己也不懂，我到底怎麼了。

所以就算有時話到了嘴邊，也會硬生生地吞下去，我告訴自己：「不可以說。」

微發顫的雙手緊抓著大腿，如鯁在喉的痛苦十分強烈，但也沒有讓我透露出半個字。

而正是這樣的寂靜，成了他人眼中，我因為自己的錯誤而「百口莫辯」的情景。因此，那些被體罰和教導的行為，也看來是那樣的「合理」。

直至此刻，我仍舊對於當初的內心封閉感到惋惜，所以我想盡自己的一份力量，去幫助更多像我一樣沒有自信的強迫症孩子，讓同樣的誤會不會再次上演。

在與醫生討論，以及將自己的想法整理後，此篇想與大家分享：三「要」一「不要」——老師要如何對待強迫症的孩子。

三「要」：

一、視他為一個正常的孩子

請記住一句話：「他不奇怪，只是特別了一些。」

強迫症的孩子，最害怕的就是別人的異樣眼光。僅僅是一個眼神，他都可以解讀好久，更別說打光燈般的熾熱眼神，會令他有多不自在了。

事實上，除了專業幫助外，他還是需要自己的空間，去完成自己的儀式。

如果他原本就讓你知道他有強迫症，然後在你面前展露了自己的重複行為，你千萬不要特別在意，盡量裝作若無其事，這樣，會使他更自在一些。

最多只需要對他微微笑，然後關心地問他：「最近還好嗎？」這樣可以使他進入與你聊天的模式。他會比較放鬆，也會比較願意坦誠自己。

二、請花時間去了解這個病症

因為多瞭解強迫症，會讓你比較能用他的立場去看待事情，也更能體認他並非是自願或故意這麼做，而是真的無法控制自己。

這樣也能讓你在對待這類孩子的時候，比較了解他們的想法與困擾，並且能耐心地去陪伴他們。

因為你會知道，他一直都希望有一個人能走進他的心裡，可又害怕自己因為裸露而受傷。所以如果你先了解他的情況，就比較有方法進入他們的內心世界，給予他們真正的溫暖。

三、要讓他知道——「你會在他身旁」

強迫症的孩子內心大多數都很孤獨。你要做的，是給他足夠的安全感。

例如靜靜地陪伴在他身旁。不需要太多的關注，只要在他需要的時候，給他一個擁抱、一些關心，讓他知道一直有一個人會在乎他，默默地支持他，就夠了。

另外，有一點特別重要：「不要在失去耐心的時候，對他口出惡言」。這與之前文章提到的相同。因為強迫症患者通常會需要比別人多幾倍的時間來療癒這些話。

當你累的時候，先深呼吸一口氣，再慢慢地對他說話；因為他最害怕的就是帶給你麻煩。

而若萬一他認為求助是帶給你困擾，那麼就很難確定他會不會願意再放開自己的枷鎖。

一「不」：

一、不要忽略輔導室的專業資源

儘管你擁有一片熾熱的暖心，但有時候還是需要專業的醫師來做主要治療，又或在這方面很資深的老師們，通常輔導室可以提供不少的協助。

你可以密切地與輔導室保持聯絡，時時關心孩子的狀況。必要時，輔導室也可以聯絡諮商心理師來協助孩子，或幫助孩子就醫。不過，這些都需要比較專業的判斷，因此建議一般人不妨先尋求輔導室的幫助。

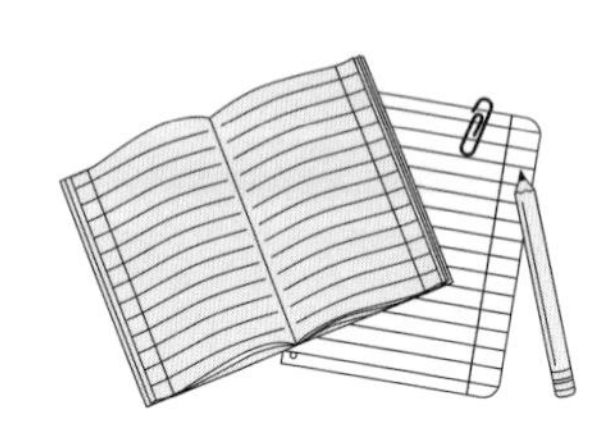

致　強迫症患者的一封信

「接受自己，並不可恥，反而很有勇氣。」

致　那些與我同樣被強迫症所困擾，並努力與奮鬥的人們：

在布滿碎石的路上，放眼望去，彷彿都是無止境的強迫症病狀，每走一步，就深怕被戳破那已殘弱不堪的身軀。

我知道你累了，我也是。

不論是頻繁地與自己對話、重複不停的動作、無法整復的思想，又或單純地迷失了自己，這些都沒關係。我想跟你說：「你已經很棒了，真的。」

我知道這很難，但能不能試著，不要總是去數落自己、討厭自己，然後放棄自己呢？

你確實是不一樣，但那並不是缺點。

如果可以，請記住一句話：「缺口，即是出口，是光透進來的地方，是希望的方向。」

怎麼看待自己的症狀，同時也決定你會變成怎樣的你。

如果一昧地陷入自我的貶低中，不僅會讓你深感絕望，也會讓那個住在你心裡的它──「強迫症」有機可乘，使你的症狀愈來愈嚴重。

試著與自己溝通，與它並存。試著聆聽自己的內心，偶爾依賴他人的陪伴，讓你自己感受到是被在乎、被愛的，而不是忽略所有的情緒與心理，以及總是想把自己埋藏在無人知曉的地底。

「接受自己，並不可恥，反而很有勇氣。」

你是你。人本就不可能生而完美，你也不用符合誰的期待。

我知道很少人可以忽略他人的眼光，但至少作為第一步，你能願意為自己而努力，這就已經很足夠了。

強迫症的治療、病發持續的時程，每個人都不一定。

就連我，也不知道自己什麼時候會好。目前則是在努力地維持與它「和平並存」的關係。

而對於這種不確定性，我相信很多人會感到無助或絕望，有時候甚至理性地知道這不是任何人的錯，但還是會因而討厭起這個世界。

這很正常，真的。對於這種情況，說出你的感受，真的會好一點。

儘管那看似不會解決問題，但在你願意開口的那一刻，你自己也會感受到你是在乎自己的。

你不再是從前總想著要逃避，忽略心裡所有求救訊號的你。

如果沒有人可以說，來找我吧。

就算只有短暫的幾分鐘，我也會盡我所能地，把溫暖帶給你們。

未來的路，你不會是自己一個人，別害怕。

【特別企劃】

湯華盛醫師Q&A

（前台北市立聯合醫院松德院區副院長；心禾診所執業醫師）

一、全台灣大約有多少強迫症患者？大多是何時發病？大部分的症狀是什麼？

依照一九八七年台灣大型公衛調查結果顯示，強迫症（Obsession）的終生盛行率為0.7-0.9%，之後台灣就沒有強迫症相關的大型公衛調查資料。

雖然二〇一四年，成功大學臨床醫學研究所碩士論文的研究：〈台灣地區強迫症的盛行率、發生率，共病症和焦慮危險因子之研究〉顯示：強迫症的年發生率為2.7%，年盛行率為6.5%。但這是根據全民健保資料庫整理出來的數據，比例可能偏高。

根據美國精神衛生學院（NIMH）的資料，顯示在美國，年發生率1.2％；年盛行率1.8％（女性），0.5％（男性）；終生盛行率2.3％，大約40個成人就有一位強迫症患者。若以美國的盛行率估計，台灣現行的強迫症者約50多萬人。

強迫症發病年齡，男性為18-24歲，女性為35-44歲。大部分的成年人約57％與兒童青少年約53％都合併其他的精神疾病，包括：廣泛性焦慮症、社交恐懼症、恐慌症、憂鬱症是最常見的共病症。

強迫症的症狀包括強迫思考與行為兩大部分。強迫思考主要是一種重複且持續的想法、衝動或心像，因為不恰當導致焦慮。但上述情況並非只是對一般生活問題的擔心而已。例如：手觸摸自認為骯髒的物品後，導致焦慮提高，而有一股衝動想要去清洗，清洗之後，焦慮自然下降，但是清洗的時間與次數會逐漸增加，逐漸養成強迫清洗的行為。

或者關瓦斯爐後，一直擔心沒有關好，擔心家人因而一氧化碳中毒，所以一定要不斷地檢查瓦斯開關，久而久之就演變成強迫檢查行為。

強迫行為則是因應強迫思考引起的焦慮，而產生的中和行為。若上述強迫思考與行為所花的時間已經達到每天一小時以上，並且影響日常生活、社交活動或工作、學業表現，就是罹患強迫症。

強迫症大部分的症狀以清潔或檢查為主。我們在日常生活中會看見一些輕度的強迫症狀就是潔癖，但這不會影響日常生活的功能性。

強迫症因為本身的症狀加上共病其他精神疾病，常常讓患者無法勝任工作，生活品質也降低，所以它是聯合國衛生組織公布的前十大失能的疾病之一。

二、強迫症有哪幾種類型？

強迫症包括強迫思考與行為。一般而言，強迫思考之後都會有因應的強迫行為，但是也有單純強迫思考者。

強迫思考包括：

1.攻擊的強迫思考：在路上走，內心出現有去碰撞或傷害路人的想法或影像。

2.怕受汙染的強迫思考：怕髒（例如：怕大小便、油汙、灰塵等），有些人怕細菌、病毒感染，尤其新冠肺炎盛行期尤其嚴重，除了清洗行為外，還會不斷地噴酒精。

3.性的強迫思考：不自主地出現性相關的想法。

4.囤積（或節省）的強迫思考：有些舊書報、雜誌、衣服捨不得丟掉，因為有紀念價值或可以賣錢，所以大量囤積。

5.宗教的強迫思考：到寺廟、教會時，出現褻瀆神明、上帝的想法。

6.要求對稱或精確的強迫思考：完美主義傾向，要求物品一定精確，沒有缺陷，且物件一定要對稱。

強迫行為包括：

1.清洗或清潔的強迫行為：重複地清洗，有時因為太常清洗，導致手變白或皮膚發炎，例如洗手三十分鐘，洗澡兩小時以上。

2.檢查的強迫行為：因為害怕有無法預期的嚴重後果，所以會不厭其煩地重複檢查，例如檢查門鎖、水龍頭、瓦斯開關、電器插座等。

3.重複的儀式行為：例如睡前一定要依照一定的程序梳洗、將鞋子擺整齊，才能夠去睡覺。

4.計算的強迫行為：在做重複行為時，要數數字，並且要是吉利的數字才行。

5.求整齊、安排得體的強迫行為：例如花很多時間去擺設家具，讓家具看起來整齊，桌面的文書用具也要求整齊。

6.囤積或蒐集東西的強迫行為：因為惜物，捨不得丟掉舊物品，導致囤積很多舊物，有時會影響周遭的衛生品質。

三、強迫症的原因可能有哪些？

（一）精神動力學說：

二十世紀精神分析理論盛行，佛洛伊德主張強迫症乃是對潛意識衝動的心理反應。依照佛洛伊德的性發展理論，孩子在大約一歲半到兩歲之間，面臨肛門期，孩子在大便時會感受到刺激肛門時帶來的快感。這時。父母也會訓練孩子到馬桶上廁所的習慣。而如果孩子在肛門期得不到滿足，他們很容易在長大後出現肛門性格，如吝嗇、頑固、倔強、性潔癖等。而這種肛門性格以後就容易演變成強迫症。

現在的精神動力理論指出，強迫症狀是因為內心的潛意識衝突，患者極力壓抑與嘗試適應才呈現出來的徵象。這些衝突是來自於內心潛意識的願望（通常是性或侵略的衝動），但是上述願望不是社會可以接受的。患者無法處理這些噁心或不舒服的衝突，因而轉變成較可以處置的症狀，例如洗手、檢查。

所以精神動力取向的治療，著重於讓患者瞭解潛意識的衝突，來緩解其症狀。但是這不是最好的治療方式。

（二）生物學說：

1.腦中神經迴路錯亂：眼眶額葉皮質與丘腦、基底核之間的迴路系統出了問題。眼眶額葉皮質主要是負責計畫、整合、控制與調和「正確」的行為；而基底核的尾核有如訊息過濾器一般，負責資訊的重整。強迫症主要是眼眶額葉與基底核的尾核有缺損，導致訊息的過濾出問題，終至行為的規劃也離譜了。

2.神經傳導物質失調：

第一、血清素失調：神經元突觸前的血清素轉運體減少，導致突觸後神經元血清素受體過多。所以突觸間的血清素濃度減少，導致強迫症症狀。

第二、多巴胺過度活化：因為血清素濃度降低，導致多巴胺過度活化。多巴胺的功能包括做決定、腦內的獎賞機制、動機等。某些人使用安非他命、古柯鹼會過度活化多巴胺，也會出現強迫行為。

第三、谷氨酸（Glutamate）的濃度太高：谷氨酸會刺激強迫症惡化。

第四、氨基丁酸（GABA）濃度低：GABA可以抑制強迫症，所以其濃度降低會導致強迫症。

3.基因與家族遺傳：若一等親罹患強迫症，下一代罹患率為23%；雙胞胎研究顯示，若在兒童期發病者，下一代有45%-65%會罹患強迫症；若是成年期發病者，下一代有27%-57%會罹患強迫症。

（三）學習理論：

強迫症患者常常會有災難性思考，因為害怕有不幸的後果發生，不管是骯髒導致的疾病，或疏於檢查導致的財物損失等，患者因而不斷地清洗或檢查。因為重複行為可以抒解焦慮，所以這個行為就被「強化」了，久而久之就養成強迫行為，這就是學習理論。

我們因為學習到重複清洗或檢查可以減少焦慮；所以也可以經由學習不再重複，來解除強迫行為的魔咒。這就是治療強迫症最有效的方法：「暴露不反應法」。

四、我如何判斷自己可能罹患強迫症，而需去接受治療？

我們多少都有些強迫症狀，例如到停車場停車時，按了電子鎖，但總是要回頭再檢查一次，確定已經上鎖了；明明出門已經關大門了，又要回頭確認有無上鎖。有時，我們也會重複出現某些奇怪的想法，或有某些縈繞不去的思緒。但是上述情況如果不是很嚴重，或者可以短期內就終止的，那應該不是罹患強迫症的徵象。

一般診斷強迫症的條件如下：強迫症狀的強度一定要達到明顯影響日常生活、人際關係、工作或學業。例如每天清洗的時間、次數已經讓患者很煩惱，並且與家人的關係惡化，因為怕髒而不願意外出，工作效率減低、學業成績下降等。

並且強迫症狀的長度，不管是強迫思考或行為，總共花的時間，一天已經超過一小時以上者。此時，就必須去尋求適當的精神科醫療人員治療。

五、強迫症有哪些治療方式？

強迫症的治療方式如下：

（一）藥物治療：

一般是使用抗憂鬱藥物治療，例如血清素回收抑制劑（SSRI）。這不是因為患者有憂鬱症，而是利用增加腦中神經元突觸間隙血清素的濃度，修補腦額葉皮質與基底核的缺損。其有效反應率為40-60％。但是需要兩週左右才會出現初始的功效，大約三個月可以達到最大的效果。

必須注意剛開始服用的副作用，例如噁心、拉肚子等。不過這些副作用在一至兩週後就會逐漸減少。若效果不佳，也可以合併抗精神病藥物，可以減少多巴胺活性來減少強迫症症狀。

（二）認知行為治療：

根據學習理論，可以教導強迫症患者學習好的行為模式，來減少強迫症狀。尤其，「暴露不反應法」是治療強迫症的金科玉律。也就是暴露在不喜歡的情境之中（例如骯髒）、不去做強迫行為（例如洗手），這時焦慮會增加，但是只要撐住，過了大約半小時以上，焦慮可以逐漸減輕。

患者因此學習到不去做強迫行為，也可以自然降低焦慮。就行為理論而言，因此減少「強化」強迫行為的因子。

就認知治療而言，可以從強迫症的錯誤認知下手。強迫症的錯誤認知如下：

1.過度責任感：「沒有預防傷害發生和直接導致傷害是一樣的」。

2.過度強調「想法」的嚴重性：「有不好的想法，就如同我做了不好的事情是一樣的」。

3.過度關切控制思考的重要性：「認為自己必須完全控制任何性思考、影像和衝動」。

4.高估潛在的威脅：「小差錯總是會變成大災難，所以要小心翼翼」。

5.無法忍受不確定：「如果我不能絕對確定某件事，我必定會在當中犯某些錯」。

6.要求完美：「只要有小瑕疵，就表示工作還沒有完成」。

我們糾正這些錯誤的認知，以正確的認知取代，相對可以減少強迫行為的強度。

（三）正念認知療法：

正念是用一種客觀、不評價的態度，以身體五感（視覺、聽覺、觸覺、嗅覺、味覺）去體驗周遭的事物，因而清楚地瞭解事物的真實本質。正念可以創造一種物理、心理的空間，去除思想與行為混淆的強迫思維。也可以讓患者減少完美傾向，更善待自己。一般來說，「正念認知療法」若配合「暴露不反應」的行為療法，效果更佳。

（四）若是頑固型強迫症，就必須用到其他特殊的治療技術：例如深層腦部刺激術（Deep Brain Stimulation）、腦部外科手術等。

六、強迫症能完全康復嗎？

強迫症的病程如下：連續且病情沒有變化（27.4%）；連續且惡化（9.7%）；連續且病情好轉（24.4%)；間斷性發作且部分緩解（24.2%）；間斷性發作且完全緩解（11.3%）。所以大約有11％的患者病情會完全康復。

其他部分緩解加上病情好轉的約49％，不過，約有37%左右的病情沒有進展，甚至惡化，由此也看得出來，病情間斷性發作且不連續的患者預後較佳。不過，經由治療康復者，仍然要懂得行為治療的「暴露不反應法」，如此方能保持輕度復發，或不復發。

七、您想給強迫症患者的建議

強迫症患者生病久了，其個性會變成膽小，很容易有災難性的思考，不敢冒險又怕受傷害，所以平時就是極其小心地洗手檢查，也生怕一不小心就闖大禍。針對這種情況，我提出幾個建議的方法：

（一）離開自己的「舒適圈」：

身為強迫症病人，平時就不許別人碰自己的東西，或進入自己的寢室，檢查與洗手次數也極其繁複。這是你給自己建構的繭，在裡面很安全，但卻是永遠的牢房。必須走出舒適圈，辛苦一點面對強迫症，才能有克服強迫症的一天。

（二）逆著性子做：

千萬不要順自己的個性，而是要一步一步跟自己「唱反調」。也就是怕髒，那就要故意去弄髒；怕物品沒有擺整齊，那就故意弄亂一點。也就是去營造一個非強迫症的正常環境，還給自己一個正常的人生。

（三）勇敢的實驗精神，冒一點險：

強迫症給你多年的錯誤觀念、禁錮你的心靈、綑綁你的雙手，現在正是解禁、反擊的時候。

不過，我們使用的都是科學的實驗精神。例如若怕水龍頭漏水，那就拿一個水盆，放在水龍頭底下接水，並且告訴自己只要關一次（專心正念地慢慢關），可以離開出去逛大街；等下午回家，有無漏水，那個接水盆就可以解答了。

若怕碰到牆壁，可以先接觸牆壁，感受碰到牆壁硬硬冷冷的感覺。將手臂平舉，測試身體與牆壁的距離，若沒有先前硬硬冷冷的感覺，那就是沒有碰到，盡可大膽地走過去。強迫症患者的視覺空間有誤差，所以常會有錯覺誤以為自己碰到物品了，其實運用上述的方法，就可以解了。

（四）不要自以為是，要謙虛地學習正常人的行為：

強迫症患者常常會認為自己的想法行為最妥當，若不如此嚴謹，恐怕會出差錯。但是旁人怎麼看都是不正常。所以我們要跟旁邊的家人學習，想想：「他們沒有像我一樣重複清洗、檢查，還是過得很愉快，反而我卻每天憂心忡忡的，很不快樂。」

其他的重點則是：每天靜坐十五分鐘、改變急的個性、提倡慢活、正念過生活等。這些都是有效的方法。剩下的就是持之以恆，不斷地演練。雖然辛苦，但是等待豐收時節的歡愉，也是值得的！

八、您想給強迫症患者家人的建議

我在門診看過很多次強迫症家屬爭吵，有因為強迫症要離婚的夫妻；有因為洗澡洗太久而吵架的母女；有因為太太檢查回收垃圾太久，而快暴怒的先生。

若家屬不知道如何與強迫症患者一起生活，往往會對居家生活產生很多衝突。

家屬想要與強迫症患者好好相處，或許可以注意以下幾項原則：

（一）避免個人批評：

有時家屬想要糾正患者的強迫行為，所以會急著告知正確的想法，甚至使用比較嚴苛的話語責備患者，例如「你（妳）就是太閒了，個性懶散，所以才會得強迫症！」這種方式無益於事，反而更容易破壞家庭關係。

（二）不要責罵或告訴他們停止執行儀式行為：

強迫症狀不是一般人可以自己克服的，所以家屬告知停止儀式行為，往往是無效的。好的方式是交給治療師，與他

（她）約定行為改變的原則，並且經由治療師授權家屬來監督執行功課。

（三）盡量表現溫暖與耐心：

對待強迫症狀患者最忌諱的是缺乏耐心，這可以從言語與行為上的表現看得出來。

有家屬可能會覺得：「我照顧他（她）都已經累慘了，還要我跟他（她）裝笑臉，門兒都沒有！」其實，自己的苦可以從其他自助團體或管道抒解，千萬不要將情緒發在患者身上。有時幾句溫暖的關心，其效用會比苛責更好。

（四）不要理會儀式行為：

儀式行為是患者的金科玉律，它會逐漸侵蝕我們的居家生活。若家屬為了省事，而將就患者的儀式行為，這無異是火上加油，會讓強迫症狀更難處理。好的方式，還是尊重治療師的指導，逐漸減少儀式行為。因為治療師會矯正患者的錯誤認知，並且指導他（她）做行為改變。

（五）保持正向且清楚的溝通：

某些家屬與患者溝通時，往往會長篇大論，最後不知所云，失去溝通的重點。

我建議溝通時宜簡潔、清楚明瞭，並且多用「我訊息」，少用「你訊息」。因為「你訊息」往往一開始就是指責你（妳）如何如何，結果弄得雙方吵架，不歡而散。而「我訊息」則是先不指責對方，而先闡述自己的心情，例如：「媽媽知道你（妳）為了強迫洗手已經很煩了，我也看在眼裡，覺得很心疼你（妳）。如果你（妳）可以依照治療師的指示，減少清洗次數，那將是一種轉機！」

（六）要有幽默感：

幽默是一種人際的潤滑劑，有時雙方關係陷入僵局時，自我解嘲一番，往往可以破解這種僵局。但是切忌不要拿別人當幽默對象，因為對方或許承受不了這種幽默。

（七）當患者壓力大或情緒低落時，不要太要求他們要做到行為約定。可以等到這些壓力解除或情緒抒解時，再要求行為約定。

家屬是照顧強迫症的家人，盡心盡力，非常辛苦！不過，強迫症的治療往往沒有特效藥，需要一步一腳印。若能依照醫囑，應該是可以逐漸改善的。

家屬的辛苦或疑慮，可以透過相關的網路資訊或支持團體來緩解。最後，不能喪志，常常保持一顆正面祝福的心，也是很重要的！

湯華盛醫師：
中國醫藥學院醫學系、陽明大學公共衛生研究所碩士畢業，曾任台北市立聯合醫院松德院區副院長、宏濟醫院院長、台北市療養院社區精神科主任與成人精神科副主任，目前為心禾診所執業醫師。已出版《薛西佛斯也瘋狂II——強迫症的案例與分析》、《薛西佛斯也瘋狂——強迫症的認識與治療》（皆與黃政昌合著）、《團體心理治療》（二版）。
粉專、FB：OCD Club 強迫症俱樂部。

【附錄】

馬上是多久

第九屆，2021年台中文學獎高中職組散文類第三名

「哈啾！」我揉了揉鼻子，終於把噴嚏給打出來了。

（再打一次。）「啥？」

（再打一次。）「不要，你有問題嗎？為什麼我要聽你的？」

（不打的話，他們，都會死掉呵呵。）「我……」（你在乎的人，都會因為你死掉。）「我不要……不要……。」

在打了大約七七四十九次噴嚏之後，那個聲音終於似放過我般消失在心底。我看著手裡的衛生紙，覺得有些可笑地，視線慢慢模糊了起來，可那背上的疤痕，卻漸漸地清晰起來……

藤條的痛，仍烙印在我的背上。

……那天抄聯絡簿，因為一直塗改重寫，所以我的動作慢了許多，老師把我抓去問我為什麼寫那麼慢——我不能告訴他，我被自己威脅了，因為說出來會是多麼的可笑。剎那，他拾起了桌上的藤條，往我的背上重重地打了下去。而他，是我敬愛的老師。

我的不同，是一直重複相同。

……記得那是在國小二年級的冬天，我開始發覺了自己的不一樣。我發現，所有的事情我都沒辦法一次做好，我發現，我要一直重複做我已經做好的每一件事。儘管，我知道我不需要。走一步要退一步，在獨自一人的地方，我彷彿跳著停不下來的踢踏舞。

……就這樣，這些奇怪的現象，漸漸地深入我的心裡，但彷彿他進來的時候，很有禮貌地把門也帶上了，而我也再沒有力氣推開門將他送出去。

……有個不速之客，叫做「洗手」。無時無刻，我必須因為他的威脅，用洗手來洗掉我的不安，好似在洗手時，那些不潔都會消失。

可冬天的水真的好冷……好冷……

……我開始害怕冬天。因為每到那時，焦慮不安、煩躁易怒，都會像是配角般地陪我出演每一個生活。每一天，我都在指責聲度過，每一夜，我都在無助的掙扎中哭著睡去。

……記得有次，我關了燈正要爬上床睡覺，結果僅在我關燈這個動作我就重複了10次以上，而且在開關燈的間隔中，我總是需要不停地走去洗手。只要有任何我認為思想不對的地方，哪怕只是一個字，也可以讓我耗個30分鐘更正。而在去洗手的過程也不是多麼的順利，往往10秒鐘的路程，我要花10倍的時間去走，好不容易回來了，剛碰到床，又要起身去洗手。

我總會告訴自己，我不用這麼做。可是他告訴我，我不這麼做，我在乎的人會在我的疏忽下死去。

……房間是我的專屬病房，而我像是個稱職的病人。我開始把自己關在房間，接受我的不正常。為了不讓連待在房間無所事事的我也要去洗手，我用盡了各種辦法去清空我的想法，我數數、數羊，數落我自己。甚至於到後來連自己在說什麼也不知道了。因為沒有人可以講，所以我學會跟自己對話，我活像個瘋子，說些別人聽不懂的話的瘋子。

「原子筆」是另個惡夢，他寫了不潔，所以我必須塗掉那些字。

……過了幾年，國小中高年級的時候開始用了原子筆，寫功課的時候也被規定要用原子筆寫，而我的作業簿卻總是充滿了刮痕、破洞與修正的痕跡。幾乎，每寫一個字，我都要塗掉重寫好幾次，從放學，寫到深夜，寫到我的父親，總是用疑惑的語氣，問我為什麼動作老是那麼慢；寫到我的祖父，總是指責我的不專心，才會一直塗改；寫到我自己，又再一次地敗在他的折磨底下——我恨自己的無能為力，我恨自己保護不了自己。

往上爬，僅是等待墜落。

我，似乎沒有資格活下去。

……發病的每一天，我都在等待我真的放棄的一天。每每努力活下去，都僅是再等一個真的爬不起來的時候而已。我好累，活得好累，能不能告訴我，為什麼，我要承受這些。

破口中的一道曙光，我努力地去抓。

……時間來到了國三的會考前兩天，我忽然想在網路上查詢自己的症狀，查查看，我到底是怎麼了。正當我打算放棄之時，我看到了一篇文章的標題名：「青少年強迫症」。不放任何希望地點進去，卻是我做過最正確的決定。我發現了裡面所有的症狀，都與我的符合。我知道，不只有我這樣，不只有我，活在自己的欺壓下。我好開心，真的好開心，我看到了那一絲的希望，我告訴自己，不要放棄。

你這個女兒可以去當總統。

……懷抱著忐忑不安的心情來到了醫院，刺鼻難聞的消毒味令我有些不適。因為是第一次來，所以照慣例要填病單，看到「敘述自己症狀」的那欄，我思索了一會兒，最後只寫了三個字：「OCD」。

……等了許久，終於到號了，我戰戰兢兢地走進診間。在結束一對一訪談之後，我的醫生將我的家人叫了進來，跟他們說了些吃藥的注意事項，也解釋了這個病的一些影響。在我即將起身離開之前，他又看了看那張單子，視線停在那欄症狀敘述，他有些驚訝地道：「這是誰寫的？」我的姑姑回：「這是她自己填的。」然後我看到他的眼神發光，接著說：「你們這個女兒可以去選總統了，將來一定會做大事。」那時我只覺得有些好笑，後來才知道，幾乎沒有人，可以那麼清楚地知道自己的病，然後冷靜地敘述出來，不帶任何一點情緒地，講故事。

……故事的最後，我沒打算寫個童話般的美好結尾，因為事實上，我到現在仍是還沒好，我仍是，活在他的囚禁當中。

……「你能不能快一點啊，做事情都喜歡拖拖拉拉。你以為全世界都要等你嗎？」

……我仍是努力地用那僅剩的力氣，對著門外大喊：「抱歉，我馬上來。」

……「抱歉，我馬上來。如果我知道馬上是多久的話，我願意等待。」

【評語】徐國能（師大國文系教授）

這是一篇非常有勇氣的作品，作者能正視自己所遇到的生命的困境，努力尋求答案，並向外找尋幫助自己的力量；更可貴的是能將這段寶貴的經驗，用文學的方式呈現出來，讓其他同樣在受苦的人得到安慰和信心。作者的文筆質樸，但帶著省察與幽默的色彩，這篇作品在勇氣之外，也閃爍著智慧的光輝，文學固然是個人的故事，但真正好的創作，就是用這種光輝，照亮在黑暗中惆悵摸索的人，這篇傑作在藝術表達及社會價值上都值得肯定。

——原載於《第九屆台中文學獎得獎作品集》

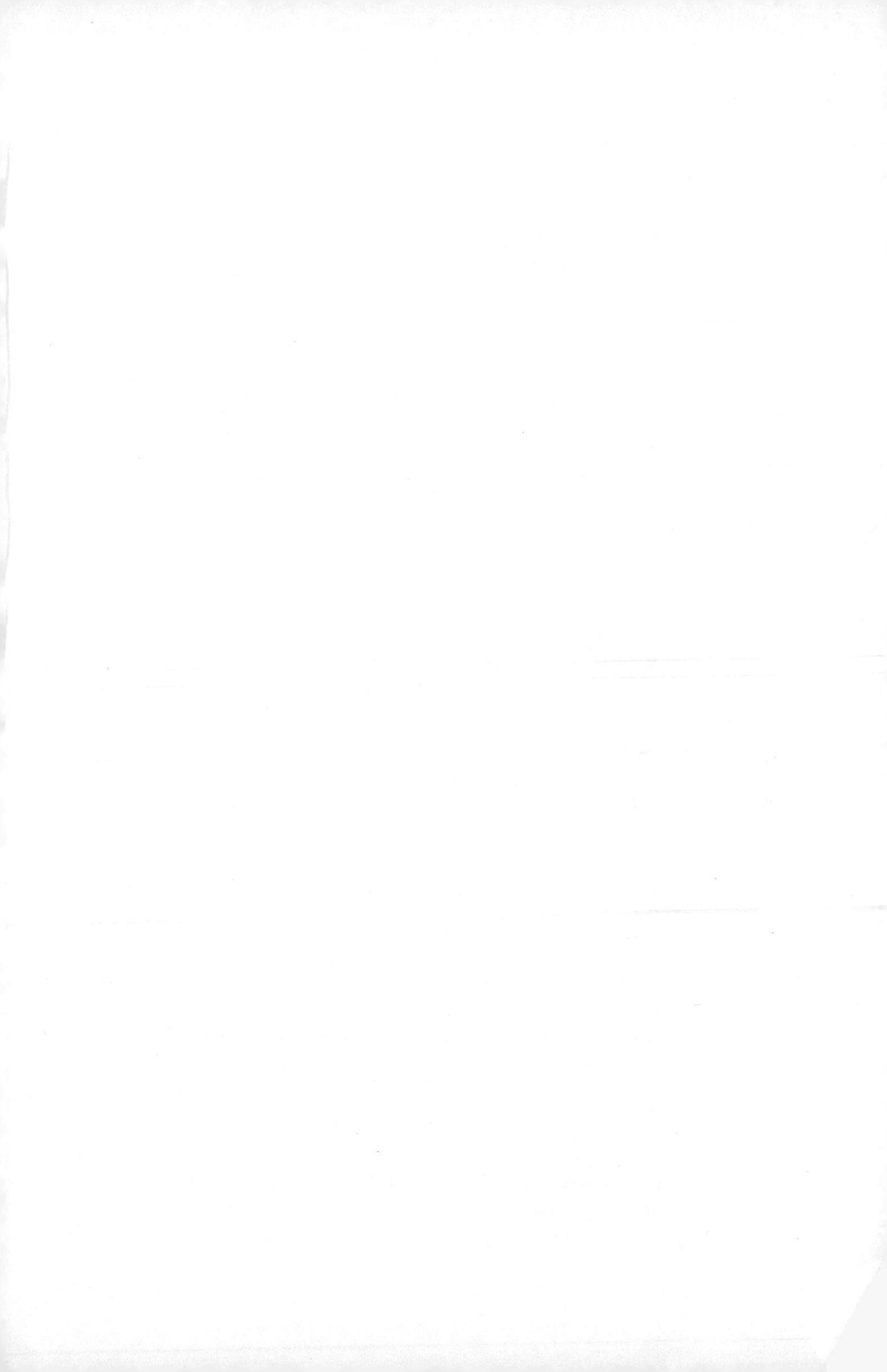

國家圖書館預行編目資料

我的強迫症：腦海裡無法停止的執著與威脅，排山倒海／陳俞蒨著. ——初版. ——臺北市；寶瓶文化事業股份有限公司, 2022.08
面； 公分, ——（vision；232）
ISBN 978-986-406-313-0（平裝）
1. CST：強迫症 2. CST：通俗作品
415.991 111012009

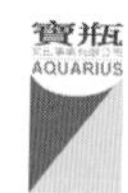

Vision 232

我的強迫症：腦海裡無法停止的執著與威脅，排山倒海

作者／陳俞蒨
副總編輯／張純玲

發行人／張寶琴
社長兼總編輯／朱亞君
資深編輯／丁慧瑋 編輯／林婕伃
美術主編／林慧雯
校對／張純玲・劉素芬・丁慧瑋・陳俞蒨
營銷部主任／林歆婕 業務專員／林裕翔 企劃專員／李祉萱
財務／莊玉萍
出版者／寶瓶文化事業股份有限公司
地址／台北市110信義區基隆路一段180號8樓
電話／(02) 27494988 傳真／(02) 27495072
郵政劃撥／19446403 寶瓶文化事業股份有限公司
印刷廠／世和印製企業有限公司
總經銷／大和書報圖書股份有限公司 電話／(02) 89902588
地址／新北市新莊區五工五路2號 傳真／(02) 22997900
E-mail／aquarius@udngroup.com

法律顧問／理律法律事務所陳長文律師、蔣大中律師
如有破損或裝訂錯誤，請寄回本公司更換
著作完成日期／二〇二二年六月
初版一刷日期／二〇二二年八月
初版二刷日期／二〇二二年八月三十日
ISBN／978-986-406-313-0
定價／三二〇元

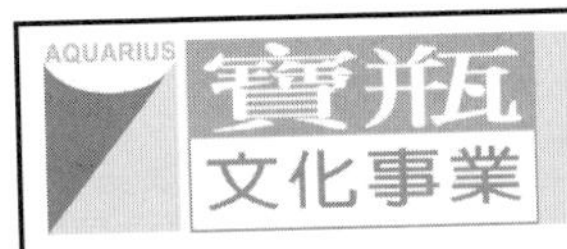

愛書人卡

感謝您熱心的為我們填寫，
對您的意見，我們會認真的加以參考，
希望寶瓶文化推出的每一本書，都能得到您的肯定與永遠的支持。

系列：vision 232　**書名：我的強迫症：腦海裡無法停止的執著與威脅，排山倒海**

1. 姓名：＿＿＿＿＿＿　性別：□男　□女
2. 生日：＿＿年＿＿月＿＿日
3. 教育程度：□大學以上　□大學　□專科　□高中、高職　□高中職以下
4. 職業：＿＿＿＿＿＿
5. 聯絡地址：＿＿＿＿＿＿＿＿＿＿＿＿
   聯絡電話：＿＿＿＿＿＿　手機：＿＿＿＿＿＿
6. E-mail信箱：＿＿＿＿＿＿＿＿＿＿
   □同意　□不同意　免費獲得寶瓶文化叢書訊息
7. 購買日期：＿＿年＿＿月＿＿日
8. 您得知本書的管道：□報紙／雜誌　□電視／電台　□親友介紹　□逛書店　□網路
   □傳單／海報　□廣告　□瓶中書電子報　□其他
9. 您在哪裡買到本書：□書店，店名＿＿＿＿＿　□劃撥　□現場活動　□贈書
   □網路購書，網站名稱：＿＿＿＿＿　□其他＿＿＿＿＿
10. 對本書的建議：（請填代號　1. 滿意　2. 尚可　3. 再改進，請提供意見）
    內容：＿＿＿＿＿＿
    封面：＿＿＿＿＿＿
    編排：＿＿＿＿＿＿
    其他：＿＿＿＿＿＿
    綜合意見：＿＿＿＿＿＿＿＿＿＿＿＿
11. 希望我們未來出版哪一類的書籍：＿＿＿＿＿＿＿＿

讓文字與書寫的聲音大鳴大放

寶瓶文化事業股份有限公司

（請沿此虛線剪下）

寶瓶文化事業有限公司　收
110台北市信義區基隆路一段180號8樓
8F,180 KEELUNG RD.,SEC.1,
TAIPEI.(110)TAIWAN R.O.C.

（請沿虛線對折後寄回，或傳真至02-27495072，謝謝）